Borgwardt

Mein Schwangerschaftsbegleiter

Der Autor

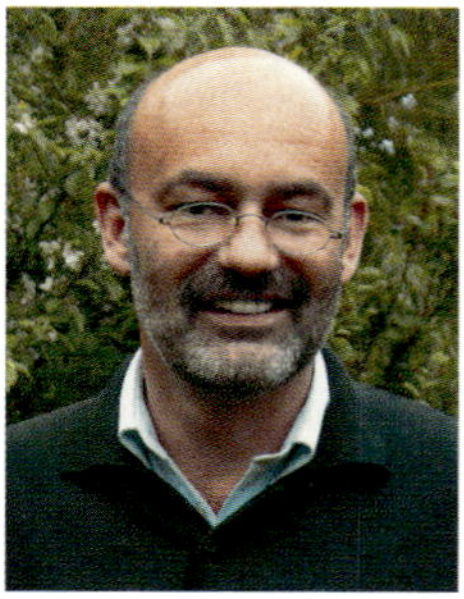

Dr. med. Dirk Borgwardt ist begeisterter Vater von 3 Kindern und seit 1991 Facharzt für Gynäkologie und Geburtshilfe. Nach seiner Zeit als Oberarzt an der Städtischen Frauenklinik Flensburg ist er seit 1995 in einer Gemeinschaftspraxis in Satrup tätig.

Dieses Buch ist meiner leider schon verstorbenen Mutter Marianne und meiner Frau Betina gewidmet. Besonders aber ist es für meine Töchter Hanna und Neele gedacht, die das Erlebnis einer Schwangerschaft und Geburt noch vor sich haben.

Dr. med. Dirk Borgwardt

Mein Schwanger-schaftsbegleiter

Sicher durch die Schwangerschaft:

- Termine
- Untersuchungen
- Häufige Fragen

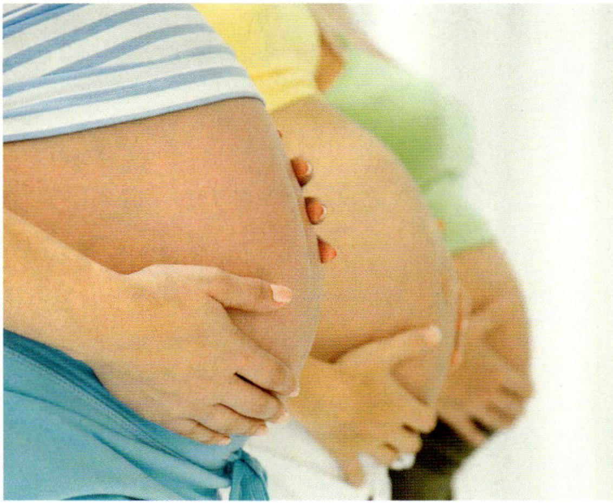

TRIAS

Inhalt

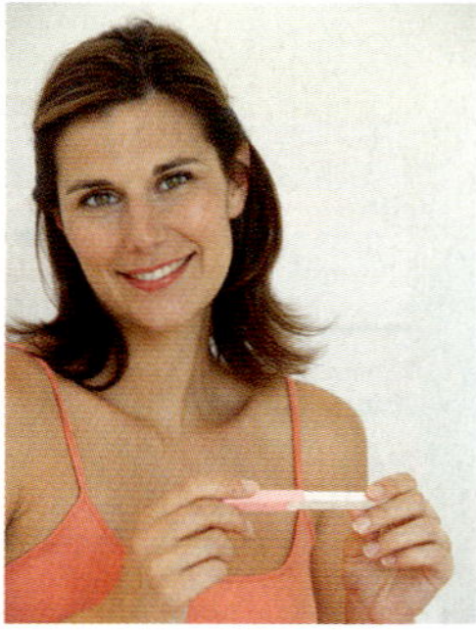

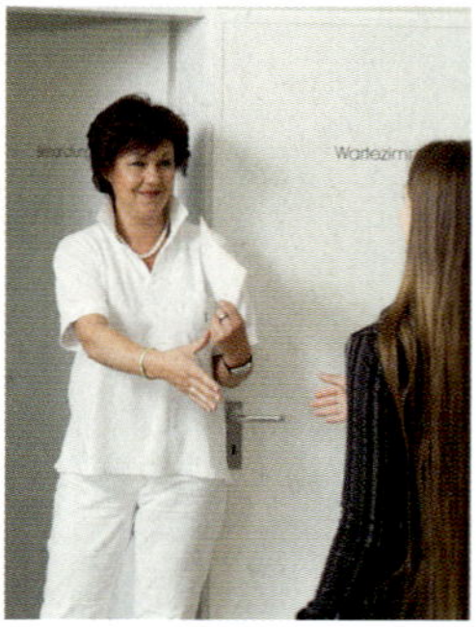

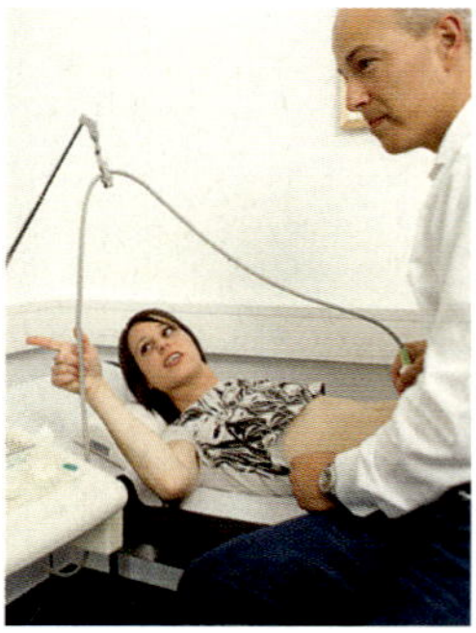

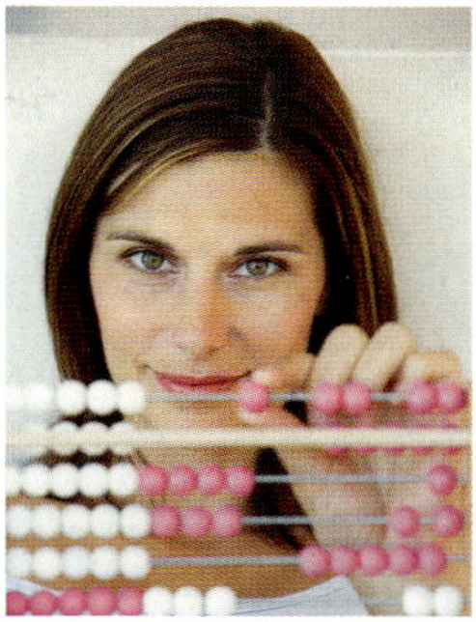

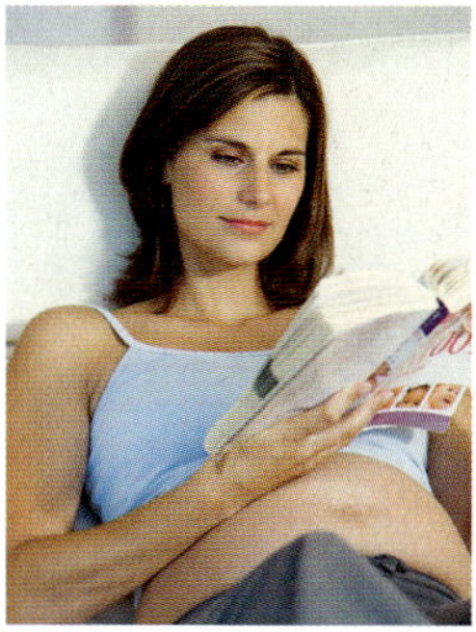

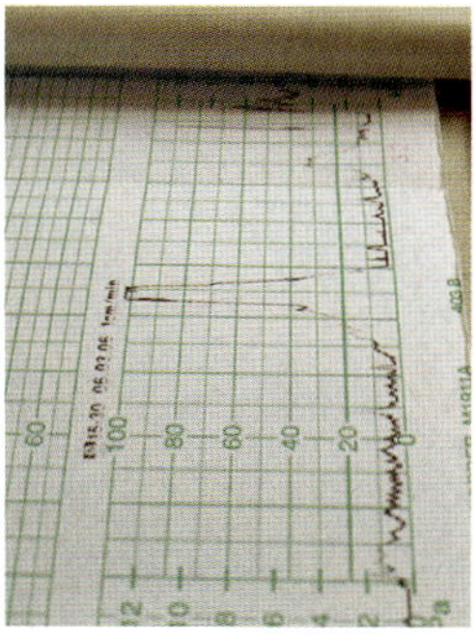

Inhalt

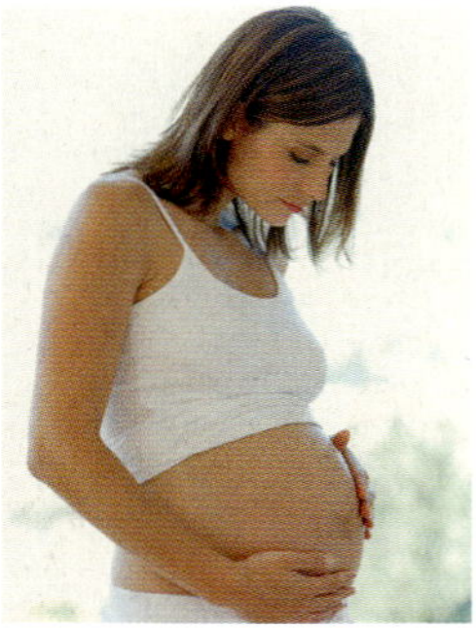

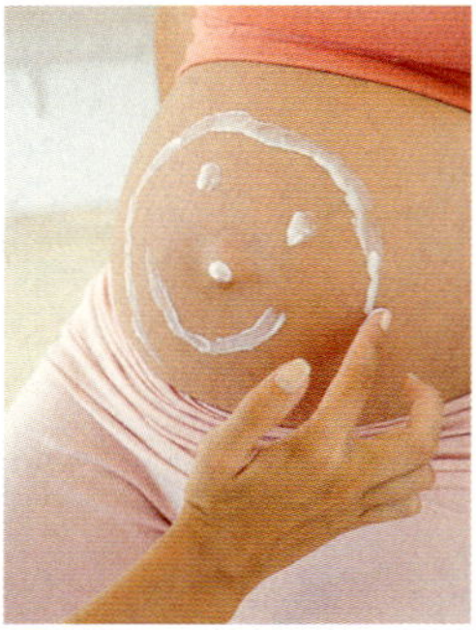

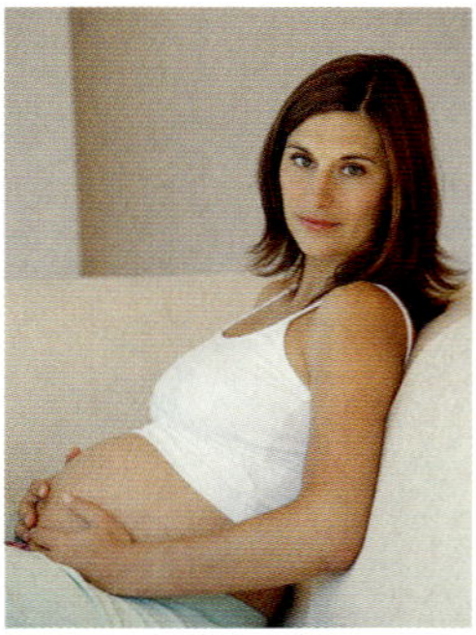

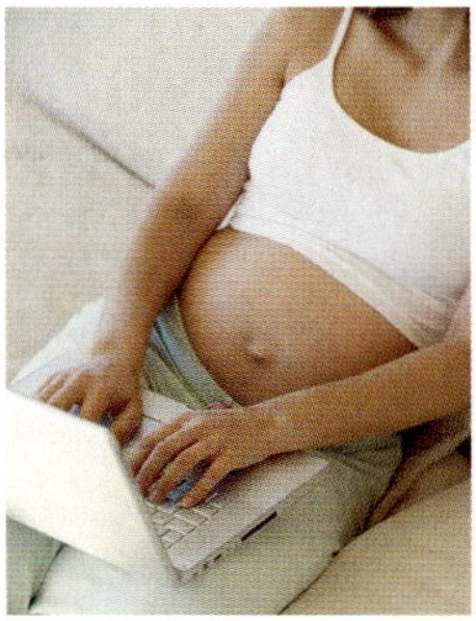

Vorwort

Eigentlich haben Sie es ja schon geahnt – war Ihnen morgens übel oder mussten Sie sich sogar übergeben? – Sicher verhütet hatten Sie auch nicht, und nun hat die Regelblutung nicht eingesetzt – sollten Sie etwa ...??? In der Apotheke haben Sie sich einen Schwangerschaftstest gekauft. Oder vielleicht sind Sie auch direkt zu Ihrem Frauenarzt gegangen. Und das Ergebnis ist: POSITIV!

Eine Schwangerschaft ist ein besonderes, natürliches, schönes Ereignis und wohl das ureigenste Erlebnis im Leben einer Frau. Höchstes Glück aber auch Unsicherheiten liegen dabei ganz nah beieinander.

Mit meinen langjährigen Erfahrungen als Klinikarzt und als niedergelassener Frauenarzt möchte ich Ihnen für die nun kommenden 40 Wochen mit diesem Buch einen informativen, kompakten und immer erreichbaren Ratgeber an die Hand geben.

Bedenken Sie aber bitte, dass der Sie behandelnde Frauenarzt Ihr volles Vertrauen verdient! Er oder sie muss für Sie immer der erste Ansprechpartner sein, denn nur er/sie kennt Ihre genauen Untersuchungsergebnisse und kann Ihnen und Ihrem ungeborenen Kind am besten helfen.

Ich wünsche Ihnen einen ungestörten Schwangerschaftsverlauf, eine problemlose Geburt – und ein gesundes Kind!

Sörup, im November 2007 Dirk Borgwardt

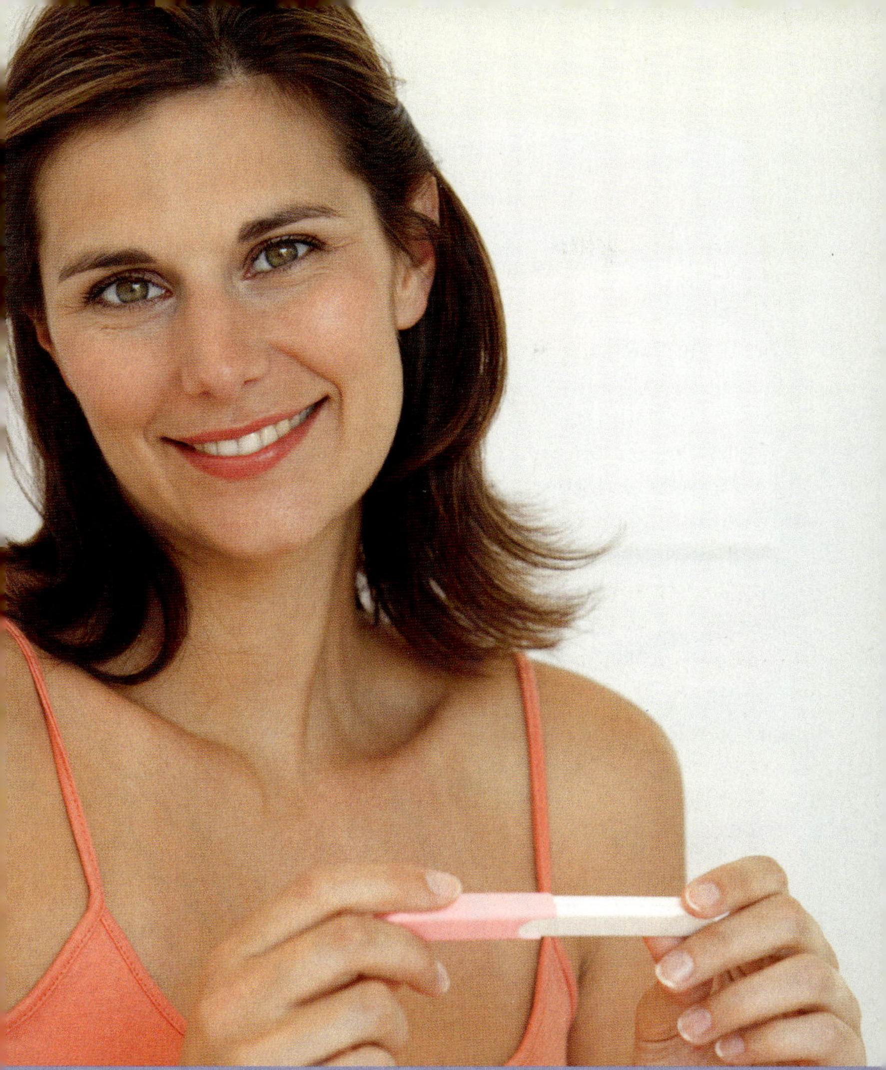

Die Schwangerschaft wird festgestellt

Sie sind schwanger! Eine aufregende Zeit liegt vor Ihnen, in denen Ihr Frauenarzt zu einem wichtigen Ansprechpartner werden wird – schon vom ersten Termin an.

Sie erwarten ein Kind – herzlichen Glückwunsch!

Wenn Sie den begründeten Verdacht haben, Sie könnten schwanger sein, suchen Sie Ihren Frauenarzt umgehend auf. Warum?

Vier Dinge sind bei der **Schwangerschaftsfeststellung** sehr wichtig und sollten möglichst früh abgeklärt werden:

- ob sich das befruchtete Ei richtig in die Gebärmutterschleimhaut eingenistet hat, und sich nicht im Eileiter oder in der Bauchhöhle befindet,
- ob das mittels Ultraschall bestimmte Schwangerschaftsalter mit dem errechneten Schwangerschaftsalter übereinstimmt,
- ob die Schwangerschaft, wie der Arzt sagt, »intakt« ist, sich also bereits kindliche Strukturen entdecken lassen und das kindliche Herz schlägt und
- ob bei Ihnen als werdender Mutter alle Genitalorgane normal angelegt sind.

Ihr Frauenarzt wird Sie dabei auch über die wichtigsten Verhaltensregeln und die notwendigen Vorsorgeuntersuchungen in der Zeit Ihrer Schwangerschaft informieren.

EINE FRAGE

Kann man Regelblutungen haben und trotzdem schwanger sein?

Ja, in den ersten Monaten einer Schwangerschaft können zum Zeitpunkt der fälligen Regelblutung so genannte Schwangerschaftsregeln auftreten. Diese sind meist kürzer und schwächer als normale Regelblutungen, können aber durchaus damit verwechselt werden. Blutungen durch Fehlgeburten, Muttermundpolypen oder Zellveränderungen am Muttermund müssen davon unterschieden werden.

Die wichtige erste Ultraschalluntersuchung

Etwa am 21. Tag nach dem ersten Tag der letzten Regelblutung nistet sich die befruchtete Eizelle ein – normalerweise in die Gebärmutterhöhle, genauer gesagt in die Gebärmutterschleimhaut. Leider kann sich die Eizelle aber auch außerhalb der Gebärmutterhöhle einnisten, z. B. im Eileiter, im Eierstock oder auch an anderen Orten in der Bauchhöhle. Die erste Ultraschalluntersuchung nach einem positiven Schwangerschaftstest kann hier meist sofort eine Klärung herbeiführen.

Der richtige Einnistungsort

Im Normalfall sehen Sie die Fruchthöhle, die sich am richtigen Platz in der Gebärmutter befindet, das Herz schlägt bereits. Außerdem können Sie den Dottersack erkennen, eine rundliche Struktur in der Fruchthöhle – daraus wird Ihr Kind in den ersten Wochen der Schwangerschaft versorgt. An einem der Eierstöcke ist eine »Zyste« zu sehen. Das ist der **Schwangerschaftsgelbkörper**, der zu Beginn die für die Schwangerschaft lebensnotwendigen Hormone produziert. Also ist diese »Zyste« etwas ganz Normales. Der Schwangerschaftsgelbkörper befindet sich üblicherweise auf der Seite (linker oder rechter Eierstock), auf der der letzte Eisprung stattfand.

Und wenn »nichts« zu sehen ist?

In seltenen Fällen kann es vorkommen, dass trotz des positiven Testergebnisses nur eine dicke Gebärmutterschleimhaut zu sehen ist. Was bedeutet das? Die heute gebräuchlichen Schwangerschaftstests sind so empfindlich, dass häufig eine Schwangerschaft angezeigt wird, obwohl im Ultraschall überhaupt noch nichts zu sehen ist. Das erzeugt bei Ihnen, aber auch bei Ihrem Frauenarzt, häufig eine leichte Unsicherheit – weil eben der Einnistungsort noch nicht abgeklärt werden kann. Ihr Arzt wird Ihnen zwei Möglichkeiten zur weiteren Vorgehensweise vorschlagen:

- Möglicherweise bestellt er Sie für eine Wiederholung der Ultraschalluntersuchung nach wenigen Tagen in die Praxis ein. Bei Schmerzen im Unterbauch oder bei Blutungen, egal wie stark oder schwach, sollten Sie sich sofort melden oder eine Frauenklinik aufzusuchen.
- Die zweite Möglichkeit besteht in der Bestimmung des ß-hCG Wertes (Schwangerschaftshormon, siehe S. 43) alle zwei Tage aus Ihrem Blut. Die ermittelten Hormonwerte müssen sich jedes Mal ungefähr verdoppeln, dann ist mit hoher Wahrscheinlichkeit alles in Ordnung.

Die Abklärung des Einnistungsortes ist wichtig, denn in seltenen Fällen nistet sich die Eizelle außerhalb der Gebärmutterhöhle ein – und das wäre dann gefährlich für Sie!

Bestimmung des Schwangerschaftsalters

Um das aktuelle Schwangerschaftsalter zu ermitteln, wird Ihr Arzt Sie nach dem Datum Ihrer letzten Regelblutung fragen, denn das Schwangerschaftsalter wird immer in Bezug auf den ersten Tag der letzten Regel angegeben. Wissen Sie diesen nicht genau, so kann Ihr Arzt aus den Befunden der Ultraschalluntersuchung einen Entbindungstermin ermitteln und den mutmaßlichen ersten Tag der letzten Regel daraus errechnen.

Dabei gibt es für die Angabe des Schwangerschaftsalters verschiedene Schreibweisen: zum Beispiel 7,5 oder 7+5 oder 7/5 oder 7–5. Dies bedeutet, um bei diesem Beispiel zu bleiben, dass das aktuelle Schwangerschaftsalter 7 Wochen plus 5 Tage beträgt, es sind also seit dem ersten Tag der letzten Regel 7 Wochen und 5 Tage vergangen. Ebenso könnte man sagen, Sie sind am 5. Tag der 8. Schwangerschaftswoche. Dieses ist jedoch leicht missverständlich. (Wenn Sie jemand nach Ihrem Alter befragt, sagen Sie ja auch »24 Jahre und 2 Monate« und nicht im »2. Monat des 25. Lebensjahres«.) Man rechnet also in »Wochen plus Tagen«, der Entbindungstermin liegt genau in der 40. SSW (**S**chwanger**s**chafts**w**oche), also 40 Wochen plus 0 Tage.

In welchem Monat sind Sie?

Diese Frage wird Ihnen nun häufig gestellt werden. Im allgemeinen Sprachgebrauch wird das Schwangerschaftsalter gerne in Monaten angegeben (»Ich bin im 4. Monat«), für den Arzt ist dies aber zu ungenau. So ergeben sich die »Monate« aus den Schwangerschaftswochen (SSW):

1. Monat	2,0–3,6 SSW	6. Monat	20,0–23,6 SSW
2. Monat	4,0–7,6 SSW	7. Monat	24,0–27,6 SSW
3. Monat	8,0–11,6 SSW	8. Monat	28,0–31,6 SSW
4. Monat	12,0–15,6 SSW	9. Monat	32,0–35,6 SSW
5. Monat	16,0–19.6 SSW	10. Monat	36,0–39,6 SSW

Ist Ihre Schwangerschaft zeitgerecht entwickelt?

Heute erlauben die in der Geburtshilfe eingesetzten Ultraschallgeräte durch die Messung der Fruchthöhlengröße oder der kindlichen Scheitel-Steißlage (SSL oder CRL, siehe Seite 65) schon sehr früh die Bestimmung des sonografischen Schwangerschaftsalters (Sonografie = Ultraschall). Diese Ultraschalldaten werden mit dem rechnerisch ermittelten Schwangerschaftsalter verglichen. Stimmen beide Ergebnisse überein – prima!

Und bei einer Abweichung? Durch eine zweite Messung in einem gewissen zeitlichen Abstand, z. B. zwei Wochen später, wird dieser Befund kontrolliert. Besteht immer noch eine Differenz zwischen dem gemessenen und dem errechneten Schwangerschaftsalter, dann korrigiert Ihr Arzt den errechneten Entbindungstermin. Das aktuelle Schwangerschaftsalter wird dann entsprechend dem neuen Entbindungstermin ebenfalls neu berechnet.

EINE FRAGE

Warum ist die frühzeitige Berechnung des Schwangerschaftsalters so wichtig?

Nur wenn Ihr Arzt genau weiß, in welcher Schwangerschaftswoche Sie sich befinden, kann er den Entwicklungszustand Ihres Kindes genau begutachten. Jede spätere Korrektur verbietet sich, sonst könnte man zu langsames oder zu schnelles Wachstum des Kindes leicht übersehen.

Der Entbindungstermin

Zur Berechnung des Entbindungstermins benutzt man die Naegelsche Regel:
1. Tag der letzten Regel minus 3 Kalendermonate plus 7 Tage plus 1 Jahr.
Beispiel: Der erste Tag der letzten Regel war der 15.04.2007; minus 3 Monate ergibt den 15.1.2007, plus 7 Tage ergibt den 22.01.2007, plus ein Jahr ergibt den 22.01.2008 als Entbindungstermin.

Ist der Tag bekannt, an »dem es passiert ist«, also die Befruchtung stattfand, nimmt man folgende Rechnung vor:
Das Datum dieses Tages minus 3 Kalendermonate minus 7 Tage plus 1 Jahr.

Beispiel: Die Befruchtung fand am 29.04.2007 statt; minus drei Monate ergibt den 29.01.2007), plus 7 Tage ergibt den 22.01.2007, plus ein Jahr ergibt den 22.01.2008 als Entbindungstermin.

Aber Vorsicht, diese Rechnung gilt nur dann, wenn Sie einen 28-tägigen Regelblutungsabstand hatten, also der Abstand zwischen dem 1. Tag der Regelblutung zum 1. Tag der vorherigen Blutung immer genau 28 Tage betragen hat. Ist dieser Zeitraum verlängert oder verkürzt, muss die Zahl der abweichenden Tage hinzugezählt oder abgezogen werden. Ist Ihr Zyklus nur 25 Tage lang, müssen Sie also drei Tage abziehen, ist Ihr Zyklus 35 Tage lang, dann müssen Sie 7 Tage hinzuzählen. Und es gibt Schaltjahre: geht die Berechnung über den 29. Februar hinaus, muss natürlich ein Tag abgezogen werden.

Nur etwa jede 25. Geburt findet genau am errechneten Entbindungstermin statt. Die durchschnittliche Schwangerschaftsdauer beträgt 281,5 Tage. Der berechnete Entbindungstermin ist also nicht unbedingt der Tag an dem Sie entbinden sollen, sondern dient mehr zur Orientierung, ob das ungeborene Kind sich dem Schwangerschaftsalter entsprechend entwickelt und alle Untersuchungen im Verlauf der Schwangerschaftsvorsorgeuntersuchungen zum richtigen Zeitpunkt durchgeführt werden. Der Zeitraum, in dem Sie als »am Termin entbunden« gelten, liegt zwischen dem 21. Tag vor und dem 13. Tag nach dem berechneten Entbindungstermin.

AN WAS SIE DENKEN SOLLTEN

Bescheinigung für den Arbeitgeber

Lassen Sie sich eine Bescheinigung über den Eintritt Ihrer Schwangerschaft mit der Angabe des berechneten Entbindungstermins für Ihren Arbeitgeber möglichst früh ausstellen.

Ist die Schwangerschaft intakt?

Kindliche Strukturen lassen sich durch eine Ultraschalluntersuchung durch die Scheide (Vaginalsonografie) überraschend früh darstellen. Meist findet sich eine hell leuchtende Verdickung auf dem Dottersack. Das kindliche Herz beginnt ebenfalls früh zu schlagen, ein Nachweis der Herzschläge sollte spätestens in der 6,3. SSW möglich sein. Oft lässt sich bereits bei einer Scheitel-Steißlage von 3 mm, das Schlagen des Herzens erkennen.

Sind die Gebärmutter und die Eierstöcke normal entwickelt?

Bei der ersten Ultraschalluntersuchung wird auch darauf geachtet, ob bei Ihnen die Gebärmutter und die Eierstöcke normal angelegt sind. Eine übermäßige Vergrößerung, Myome (Muskelknoten) oder angeborene Abweichungen von der normalen Gebärmutterstruktur sind auszuschließen, ebenso wie Eierstockgeschwülste. **Myome** in der Gebärmutter sind übrigens für die Schwangerschaft nur von geringer Bedeutung. Die Häufung von auftretenden Fehlgeburten ist nicht wesentlich größer als normalerweise. Solche Myome beeinflussen meist nicht den Schwangerschaftsverlauf und das Wochenbett, obwohl sie in der ersten Schwangerschaftshälfte oft noch an Größe zunehmen. Eine operative Entfernung solcher Myome wird man während der Schwangerschaft wegen der möglichen Risiken (großer Blutverlust und Gebärmutterzerreißung) nicht durchführen. Sollten Ihnen solche Myome an Ihrer Gebärmutter bekannt sein und es treten plötzlich starke Bauchschmerzen auf, suchen Sie bitte sofort eine Klinik auf!

Sie sind schwanger – Wie geht es weiter?

Sobald Ihr Arzt sicher ist, dass eine Schwangerschaft besteht, wird er mit Ihnen ein ausführliches Gespräch führen und sich mehr Zeit nehmen, als die sonst oft nur eingeplanten 10 Minuten.

- Ihr Arzt wird Sie in einem Aufklärungsgespräch (siehe S. 18) über wichtige Verhaltensregeln währen der Schwangerschaft informieren. Folgende Themen werden dabei angesprochen:
  - Rauchen, Alkohol und Drogen
  - Medikamenteneinnahmen
  - Ernährung
  - geplante Reisen
  - Sport und andere Freizeitaktivitäten, z. B. Sauna und Solarium
  - Beruf und Haushalt
- Ihr Arzt wird Ihnen einige Fragen zu Ihrer Vorgeschichte stellen, also eine Anamnese (siehe S. 37) erstellen. Auch wenn Ihr Frauenarzt Sie kennt, Ihre persönliche Vorgeschichte ihm also bekannt und vertraut ist, ist die Erhebung einer schwangerschaftsspezifischen Anamnese wichtig.
- In diesem ersten Gespräch kommen auch die ersten **Schwangerschaftsbeschwerden** zur Sprache (siehe S. 41).
- Ihr Arzt wird eine erste ausführliche **Routine-Untersuchung** (siehe S. 45) vornehmen.
- Ist so weit alles geklärt und alles in Ordnung, kann der **Mutterpass** (siehe S. 57) ausgestellt werden. Ist aber der Herzschlag des Kindes noch nicht sicher festzustellen, bekommen Sie einen neuen Termin, vielleicht schon in ein oder in zwei Wochen.

AN WAS SIE DENKEN SOLLTEN

Machen Sie sich Notizen!

Bringen Sie zu diesem wichtigen Arzttermin genügend Zeit mit. Vielleicht bereiten Sie sogar schon einen Zettel vor, auf dem Sie sich Fragen vorgemerkt haben oder für Sie wichtige Dinge notieren können.

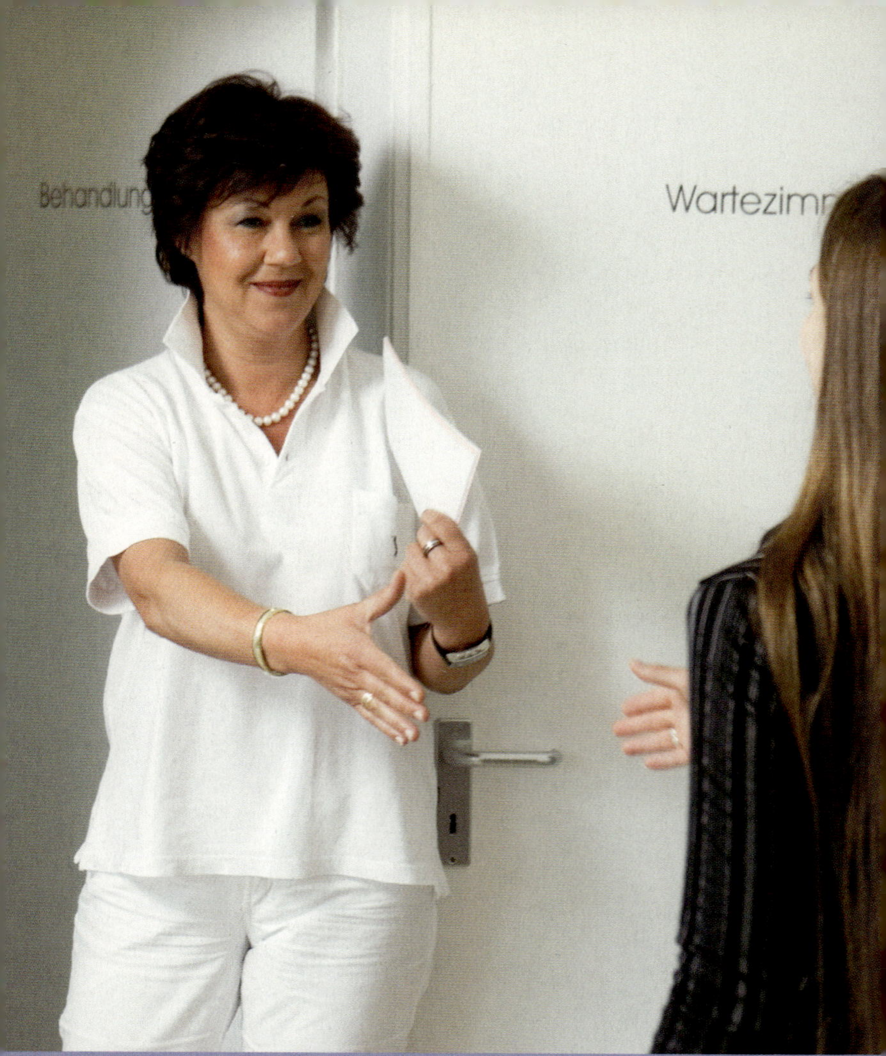

Das Aufklärungsgespräch

Nun erhalten Sie wichtige Tipps, was Sie dafür tun können, damit es Ihnen und Ihrem Kind gut geht.

Rauchen

Dass Nichtrauchen gesünder ist als Rauchen, ist wohl mittlerweile jedem bewusst. Jetzt, da Sie schwanger sind, ist es aber zwingend erforderlich mit dem Rauchen aufzuhören! Das Rauchen wird für eine Vielzahl von Problemen in der Schwangerschaft verantwortlich gemacht, z. B.:

- körperliche Mangelentwicklung des Kindes
- Blutungen
- Risiko einer Früh- oder Fehlgeburt
- vorzeitiger Blasensprung
- plötzlichen Fruchttod
- plötzlichen Kindstod im Säuglingsalter

Auch erst später auftretende Probleme wie kindliche Verhaltensstörungen und eine Erhöhung des Krebsrisikos für das Kind werden auf das Rauchen der Mutter während der Schwangerschaft zurückgeführt.

GUT ZU WISSEN

Am besten sofort mit dem Rauchen aufhören!

Je mehr Zigaretten Sie rauchen, desto geringer ist das Geburtsgewicht Ihres Kindes! Die häufig geäußerte Ansicht, ein langsames Ausschleichen sei auch für das Kind besser verträglich, ist völlig unsinnig! Also hören Sie am besten sofort mit dem Rauchen auf; vielleicht macht Ihr Partner auch gleich mit. Denn selbst das Passivrauchen in der Schwangerschaft führt zur Häufung von Atemwegserkrankungen und Hals-Nasen-Ohren-Erkrankungen der Neugeborenen.

Alkohol

Das Trinken geringer Mengen von Alkohol gilt bei gesunden Frauen in der Schwangerschaft als unbedenklich. Damit sind Mengen von weniger als 60 g pro Woche gemeint. Diese Menge erreichen Sie bereits, wenn Sie etwa 100 ml Wein oder 200 ml Bier pro Tag trinken würden. Ob allerdings nicht auch schon geringere Mengen Wirkungen auf das ungeborene Kind haben, kann nicht sicher ausgeschlossen werden! Deshalb verzichten Sie doch zum Wohl Ihres Kindes ganz auf den Alkoholgenuss.

Der chronische Alkoholmissbrauch ist für das Kind sehr gefährlich. Folgen können sein:

- Fehlgeburten,
- eine körperliche Mangelentwicklung,
- geistige Behinderungen,
- Fehlbildungen (besonders im Gesichtsbereich des Kindes).

Drogen

Generell ist der Missbrauch von Drogen natürlich gesundheitsschädlich, in der Schwangerschaft ist aber auf jeden Fall von einem Drogenkonsum, auch nur einem gelegentlichen, abzuraten. Alle Drogen haben vielfältige Auswirkungen auf das Wohlergehen Ihres Kindes.

Kokain führt zu vermehrt auftretenden Fehlgeburten, Totgeburten, Frühgeburten, Wachstumsverzögerungen der Kinder und zu Fehlbildungen am Hirn, den harnableitenden Wegen, den Genitalorganen, dem Darm und am Knochengerüst. Kokain ist für die kindliche Entwicklung als sehr gefährlich einzustufen! Der Konsum von Kokain muss in der Schwangerschaft sofort eingestellt werden und führt im Gegensatz zum Heroin zu keinen Problemen beim Absetzen!

Marihuana (Cannabis, indischer Hanf, Haschisch) führt zu keinen erhöhten Missbildungsraten. Die intellektuelle Leistungsfähigkeit

Ihres Kindes kann aber beeinträchtigt werden. Auch sind Chromosomenschäden möglich und die kindliche Sterblichkeit nach der Geburt ist erhöht.

Amphetamine (Ecstasy, Speed) führen zu einer Gefäßverengung, die eine Minderdurchblutung des Mutterkuchens und des damit verbundenen ungeborenen Kindes zur Folge hat.

Medikamente

Am besten ist es sicherlich, wenn keine Medikamente in der Schwangerschaft eingenommen werden müssen. Aber was passiert, wenn auf Grund von bestehenden Vorerkrankungen, einer Neuerkrankung oder bei Verschlechterungen von chronischen Erkrankungen bei der werdenden Mutter eine Medikamenteneinnahme notwendig ist, bleibt oder wird? Nach Möglichkeit sollte ein verordnetes Medikament nur einen Wirkstoff enthalten und so niedrig wie möglich dosiert sein, falls andere medikamentenfreie Behandlungsalternativen nicht vorliegen. Das Risiko für Ihr ungeborenes Kind durch die Einnahme von Medikamenten in der Schwangerschaft ist im Wesentlichen von zwei Dingen abhängig:

- vom Wirkungsmechanismus des Wirkstoffes auf Ihr Kind und
- vom Schwangerschaftsalter zum Zeitpunkt der Einnahme.

Ganz wichtig ist: Sie müssen sich bei einem Arztbesuch als Schwangere »outen«, denn lange Zeit sieht Ihnen das niemand an! Die meisten Ärzte werden dann sehr zurückhaltend und sehr vorsichtig bei der Verordnung von Medikamenten sein. Ist es aber notwendig, findet sich meist eine ungefährliche Dosierung!

Müssen Sie Medikamente auf Grund von Organerkrankungen regelmäßig einnehmen, sollten Sie, wenn möglich, bereits vor einer

AN WAS SIE DENKEN SOLLTEN

Nehmen Sie die Beipackzettel mit!

Informieren Sie nach der Schwangerschaftsfeststellung sofort Ihren Frauenarzt über evtl. bereits schon stattgefundene oder im Moment stattfindende Medikamenteneinnahmen. Nehmen Sie am besten die Medikamentenpackungen oder die Beipackzettel mit, ggf. muss der verordnende Arzt dazu befragt werden. Möglicherweise sind Umstellungen auf andere Medikamente erforderlich. Auf keinen Fall sollten Sie eine notwendige und regelmäßige Einnahme von Medikamenten selbstständig absetzen, auch das kann unter Umständen die Schwangerschaft gefährden.

Schwangerschaft abklären, ob diese Medikamente auch in der Schwangerschaft eingenommen werden können (vom Anfang bis zum Ende einer Schwangerschaft, denn auch da gibt es erhebliche Unterschiede).

Nebenbei, pflanzliche Präparate oder andere Substanzen aus der Alternativmedizin sind nicht automatisch unschädlich! Also auch hier – Vorsicht!

Impfungen in der Schwangerschaft?

Alle notwendigen Schutz- und Auffrischungsimpfungen sollten Sie eigentlich vor einer geplanten Schwangerschaft durchführen lassen. Impfungen mit Lebendimpfstoffen (diese enthalten abgeschwächte lebende Viren oder Erreger) sind in der Schwangerschaft nicht zulässig. Hiervon sind Impfungen gegen Wundstarrkrampf und Kinderlähmung ausgenommen. Impfungen mit Tot-Impfstoffen sind prinzipiell möglich, aber erst nach der 14. SSW zu empfehlen. Einige Erkrankungen wie Windpocken, Röteln, oder Hepatitis B sind aber für Sie und Ihr ungeborenes Kind möglicherweise bedrohlich. Sollte es während der Schwangerschaft zu einem Kontakt mit einer dieser Krankheiten kommen, so stehen auch in der Schwangerschaft anwendbare Impfstoffe zur Verfügung. Fragen Sie in jedem Fall Ihren Frauenarzt!

Gesunde und richtige Ernährung

Es ist sicherlich schwierig, sich in Deutschland unwissentlich falsch zu ernähren. Gehen wir also davon aus, dass Sie sich wie die meisten Durchschnittsbürger »normal« ernähren. Die Nahrung sollte abwechslungsreich, frisch und ballaststoffreich sein. Meiden Sie zu viel Fett und essen Sie viel Obst und Gemüse. Denken Sie auch bitte daran, mindestens 1,5 Liter pro Tag zu trinken! Dann machen Sie eigentlich alles richtig.

GUT ZU WISSEN

Sie brauchen nicht für zwei zu essen!

Der **durchschnittliche** Kalorienbedarf in der Schwangerschaft erhöht sich erst ab dem 4. Monat und auch dann nur sehr langsam. Er steigt zum Ende der Schwangerschaft auf etwa 2500 kcal pro Tag an, das entspricht einer Erhöhung von nur 100–300 kcal pro Tag oder, anders ausgedrückt, dürfen Sie zwei Äpfel pro Tag mehr essen.

Auch **Vegetarierinnen**, die kein Fleisch essen, aber Milch trinken oder auch Milchprodukte zu sich nehmen ebenso wie Eier und Fisch, kann es eigentlich an nichts fehlen. Bei **Veganerinnen**, die keinerlei Nahrungsmittel essen, die von Tieren stammen, besteht allerdings eine Gefahr für das ungeborene Kind, da der Bedarf an Mineralstoffen, Eiweißen und Vitaminen nicht gedeckt werden kann. So fehlt das nur im Tierfleisch vorkommende Vitamin B12. Auch Mineralien wie Eisen, Jod, Folsäure, Zink und Kalzium müssen zusätzlich eingenommen werden, um den gesteigerten Bedarf decken zu können. Die Eiweißversorgung ist durch das Essen von ausreichenden Mengen Brot, Kartoffeln und Reis eher einfach zu regeln. Teilen Sie Ihrem Frauenarzt zu Beginn Ihrer Schwangerschaft mit, dass Sie Vegetarierin oder Veganerin sind. So kann rechtzeitig ein Ernährungsplan aufgestellt und es können zusätzliche Ergänzungspräparate verordnet werden.

Was Sie jetzt brauchen

Bestimmte Substanzen, die in der Schwangerschaft und Stillzeit oft in großen Mengen benötigt werden, sind in der alltäglichen Nahrung nur unzureichend enthalten. Daher gibt es Empfehlungen, bestimmte Substanzen vorbeugend sowohl bereits vor einer geplanten Schwangerschaft als auch während der gesamten Schwangerschaft und Stillzeit einzunehmen. Aber welche Substanzen sind nun für Sie besonders wichtig?

Jod: Unser Land gilt als Jodmangelgebiet. Den Bedarf in der Schwangerschaft von 200 µg pro Tag können Sie weder durch die Verwendung von jodhaltigem Speisesalz noch durch das Essen von viel Seefisch decken. Durch die zusätzliche Jodeinnahme soll eine Vergrößerung der Schilddrüse des Kindes und der Schwangeren verhindert werden, genauso aber auch Fehl-, Früh- und Totgeburten.

Folsäure: Die Einnahme von Folsäure (bis zu 0,4 mg am Tag) vor dem Schwangerschaftseintritt reduziert das Risiko des »offenen Rückens« bei Ihrem Kind und wird daher empfohlen. Die Einnahme in der Schwangerschaft soll die Zahl der Schwangerschaftsvergiftungen und das Ablösen des Mutterkuchens vor der Geburt reduzieren.

Vitamine: Einige Vitamine sind jetzt besonders wichtig. In der Schwangerschaft und Stillzeit wird die Aufnahme folgender Vitamine empfohlen:

- **Vitamin A** (1,1–1,8 mg pro Tag) ist bei normaler Kost immer ausreichend vorhanden. Das Essen von tierischer Leber (enthält viel Vitamin A) sollte vermieden werden, da dabei Mengen aufgenommen werden können, die zu Fehlbildungen führen! Hochdosierte Vitamin-A-Präparate sollten deshalb auch nicht eingenommen werden!
- **Vitamin D** (10 µg pro Tag) ist nur wichtig für Frauen mit stark pigmentierter Haut in Regionen mit geringer Sonnenscheindauer.
- **B-Vitamine** (B2: 1,8 mg/Tag; B6: 2,6 mg/Tag und B12: 3,5 µg/Tag) sind für die Blutbildung und eine Vielzahl von Stoffwechselvorgängen sehr wichtig.

Mineralstoffe: Einige Mineralstoffe wie Eisen, Calcium, Magnesium, Zink und Fluorid sollten zusätzlich in diesen Präparaten enthalten sein.

- **Kalzium** wird besonders nach der 13. SSW benötigt. Auch hier reicht die Aufnahme aus der Nahrung (Milch und Käse) nicht aus. Der Bedarf liegt etwa bei 1,2 g pro Tag, aus der Nahrung werden davon normalerweise aber nur ca. 0,75 g gedeckt. Eine Einnahme von 500 mg Calcium zusätzlich am Tag ist daher ratsam. Besonders viel Kalzium ist enthalten in:
  - Milch und Milchprodukten
  - Vollkornbrot
  - Petersilie
  - Broccoli
  - Schnittlauch
  - Fenchel
  - Kohl
  - manchen Mineralwässern
- Der **Magnesiumbedarf** in der Schwangerschaft wird mit 400 mg pro Tag angegeben. Besonders Frauen, die schon einmal eine Frühgeburt oder vorzeitige Wehen hatten, sollten Magnesium vorbeugend einnehmen.

- Ob eine Einnahme von **Fluorid** in der Schwangerschaft sich positiv auf die kindlichen Zahnanlagen auswirkt, ist nicht sicher. Die Einnahme von 1 mg pro Tag wird aber zumindest zur Verminderung der Kariesanfälligkeit bei den Schwangeren allgemein empfohlen.
- Der Bedarf an **Zink** in der Schwangerschaft ist groß, etwa 15 mg pro Tag. Nehmen Sie Eisen ein, sollten Sie zusätzlich 5 mg Zink pro Tag einnehmen, da beide Substanzen sich gegenseitig bei der Aufnahme aus dem Darm behindern.

Stellen Sie Ihre Ernährung nach einer Schwangerschaftsfeststellung nicht radikal um, oft kann eine hartnäckige Verstopfung die Folge sein.

EINE FRAGE

Woher kommen die unangenehmen Blähungen und das Völlegefühl?

Ab dem Schwangerschaftsbeginn wird das Hormon **Progesteron** in großen Mengen produziert; zunächst im Schwangerschaftsgelbkörper, später im Mutterkuchen. Diese Substanz soll unter anderem verhindern, dass sich die Gebärmutter zusammenzieht und dadurch die Schwangerschaftsanlage aus der Gebärmutterhöhle herausgedrückt werden kann.

Das Progesteron wirkt aber auch auf die Magen- und Darmmuskulatur. Zunächst verbleibt die Nahrung viel länger als sonst im Magen, bevor sie in den Darm weitergegeben wird. Dadurch kommen das häufige **Völlegefühl** und das vermehrte Aufstoßen zustande.

Die Zeit zwischen Nahrungsaufnahme und deren Ausscheidung – die Passagezeit – wird nun ebenfalls verlängert. Der Speisebrei verbleibt längere Zeit im Darm und es können sich Gase in großen Mengen bilden. Das kann nicht nur lästig sein, es tut manchmal auch richtig weh und ist gerade in der Frühschwangerschaft oft für Beschwerden und die damit verbundene Beunruhigung verantwortlich. Vermeiden Sie daher unbedingt noch zusätzlich blähende Speisen.

Abhilfe bei Verstopfung

Auf Abführtabletten, Einläufe oder auch pflanzliche Abführmittel sollten Sie in der Schwangerschaft verzichten. So können Sie sich helfen:

- Trinken Sie ca. 2 Liter täglich.
- Essen Sie Weizenkleie, Leinsamen, Feigen oder Trockenpflaumen.
- Bewegen Sie sich ausreichend.
- Nehmen Sie zusätzlich Magnesium ein.

Hierbei müssen Sie aber beachten, dass Eisen- und Magnesiumpräparate sich gegenseitig bei der Aufnahme in den Körper behindern und ein Abstand von zwei Stunden bei der Einnahme der Präparate angeraten wird.

Reisen in der Schwangerschaft

Auch während der Schwangerschaft kann man selbstverständlich verreisen. Bei der Planung sollten Sie sich über die Möglichkeiten einer ärztlichen Versorgung am Urlaubsort, aber auch schon entlang der Reiseroute erkundigen. Bedenken Sie auch das Klima, das Sie vorfinden werden. Das dortige Infektionsrisiko und die Ernährung am Urlaubsort sollten Sie unbedingt abwägen. Sicherlich sollte man nicht in Länder reisen, in denen Impfungen mit Lebendviren vorgeschrieben sind (siehe S.22).

In den letzten Wochen der Schwangerschaft benötigt man für die Fluggesellschaften ein ärztliches Attest. Frauen, die stark rauchen, Früh- oder Fehlgeburten hatten, an starker Blutarmut leiden oder große Flugangst haben, sollten besser nicht fliegen. Bei langen Flügen sollten Sie Kompressionsstrümpfe tragen und die Beine öfter bewegen.

Eisenmangel in der Schwangerschaft

Ihr Körper braucht in der Zeit der Schwangerschaft besonders viel Eisen. Daher verschreiben viele Frauenärzte ihren Patientinnen direkt Eisenpräparate. Das wird allerdings diskutiert:

Befürworter berufen sich auf den um 100 % erhöhten Eisenbedarf in der Schwangerschaft. Auch sei bei etwa der Hälfte aller Frauen ein Eisenmangel schon vor der Schwangerschaft nachweisbar. Über die Nahrung sei der erhöhte Eisenbedarf nicht völlig abzudecken.

Gegner einer vorbeugenden Einnahme führen an, dass die Aufnahme von Eisen aus der Nahrung im Schwangerschaftsverlauf stetig ansteige und der Bedarf so hinreichend gedeckt werde.

Was nun?

Weder die Bestimmung des roten Blutfarbstoffgehaltes noch der des Eisengehaltes im Blut sind geeignete Laborwerte, um den Eisengehalt im Körper festzustellen. So ist zum Beispiel trotz gefülltem Eisenspeicher der Gehalt an Eisen im Blut bei Entzündungen vermindert. Die Bestimmung des Ferritins im Blut bietet dagegen eine gute Möglichkeit, die Eisenkonzentration im Körper festzustellen. Bei einer Blutarmut gelten Werte unter 15 µg/l als Beweis für einen Eisenmangel. Liegen die Werte nur knapp oberhalb dieses Wertes ist eine vorbeugende Einnahme sicherlich zu empfehlen.

Die Einnahme von Eisenpräparaten

Durch die Einnahme von zweiwertigem Eisen kann einer Blutarmut vorgebeugt und diese auch so behandelt werden. 30 bis 120 mg pro Tag werden empfohlen. Wichtig aber ist, zu wissen, dass der Körper immer nur eine bestimmte Eisenmenge aufnehmen kann. Eine hohe Dosierung erhöht also nicht den Aufnahmeanteil! Die Einnahme kleinerer Eisenmengen ist auch deutlich besser verträglich. Beschwerden durch Eiseneinnahme können

- Übelkeit,
- Sodbrennen,
- Verstopfungen oder auch
- Durchfall sein.

Daher wird die Einnahme zwei Stunden vor dem Essen zusammen mit Orangensäften empfohlen. Koffeinhaltige Getränke, wie Kaffee, Tee oder Cola, behindern die Aufnahme von Eisen aus dem Darm in den Körper. Bei einer Einnahme nach dem Essen ist die Aufnahme ebenfalls verschlechtert.

Kann man einem Eisenmangel durch das Essen bestimmter Nahrungsmittel vorbeugen?

Durch eine richtige Auswahl Ihrer Nahrungsmittel können Sie den in der Schwangerschaft wesentlich erhöhten Eisenbedarf regulieren.

Essen Sie:

- dunkelrotes Fleisch
- Fisch und Geflügel

Vermeiden Sie die gleichzeitige Aufnahme von koffeinhaltigen Getränken, Fett und Kalzium. Diese Substanzen behindern die Eisenaufnahme aus dem Darm. Die zeitgleiche Aufnahme von Vitamin-C-haltigen Nahrungsmitteln fördert dagegen die Eisenaufnahme aus dem Darm.

Auto können Sie natürlich fahren. Die Gurtpflicht besteht auch in der Schwangerschaft – am besten legen Sie einen Gurt über und den anderen unterhalb des Bauches. Der Schutz ist viel größer als mögliche Gefahren für Ihr ungeborenes Kind! Bitte meiden Sie nach Möglichkeit sehr lange Autoreisen. Wenn diese nicht vermeidbar sind, legen Sie bitte öfter eine Pause ein, um sich die Beine zu vertreten. **Bahnreisen** sind besonders empfehlenswert und langen Autoreisen vorzuziehen.

AN WAS SIE DENKEN SOLLTEN

Folgendes sollten Sie unbedingt beachten:

Denken Sie bei geplanten Buchungsreisen an eine **Reiserücktrittsversicherung,** denn Sie können nicht wissen, wie es Ihnen zum Zeitpunkt des Reisebeginns und auch während Ihres Urlaubes geht. Und besorgen Sie sich im Fall einer Auslandsreise vor Reiseantritt bitte einen **Auslandsbehandlungsschein** Ihrer Krankenkasse.

Freizeitaktivitäten

Sport ist auch in der Schwangerschaft möglich und positiv zu bewerten. Natürlich aber bitte immer in Maßen! Vermeiden Sie plötzliche Leistungsspitzen während der Ausübung. Als max. zulässige Herzfrequenz gelten 140 Schläge pro Minute. Es gilt die Regel: Solange Sie sich beim Sport noch unterhalten können, machen Sie alles richtig! Gönnen Sie sich nach jeder Belastung eine 24-stündige Erholungspause und essen und trinken Sie ausreichend.

Gut geeignet sind:

- Schwimmen (keine Angst vor Infektionen!)
- Wandern (bis max. 2500 m Höhe)
- Gymnastik

- Radfahren
- Joggen
- Tanzen
- Golfen

Eher nicht geeignet sind

- Sportarten, die mit großen Erschütterungen verbunden sind, wie z. B. Reiten, Tennis.
- Sportarten, die nicht spontan unterbrochen werden können, wie z. B. Bergsteigen oder Segeln.
- Sportarten, die mit starken Anspannungen der Bauchdeckenmuskulatur einhergehen.
- Ballsportarten, da hierbei eine große Verletzungsgefahr besteht.
- Leistungs- und Kraftsport.
- Sportarten und Freizeitaktivitäten, die nur dem Nervenkitzel dienen, z. B. Klippenspringen, Bungee-Jumping, Skispringen, alpiner Skiabfahrtslauf, Tauchen, Wasserski.

Das Besuchen einer **Sauna** scheint unbedenklich. Der **Solariumsbesuch** ist auch in der Schwangerschaft möglich, kann aber – genau so wie intensives Sonnenbaden – zum Auftreten von bleibenden Hautverfärbungen führen.

Arbeit

Berufstätige Schwangere haben keine höhere Komplikationsrate als Hausfrauen zu befürchten. In beiden Fällen sollte man als Schwangere manche Tätigkeiten, wie z. B. das Besteigen einer Leiter oder das Tragen schwerer Lasten, besser vermeiden. Im Mutterschutzgesetz (siehe S. 169) sind derartige Tätigkeiten aufgeführt, die Ihnen als Schwangerer nicht oder nur mit Einschränkungen zuzumuten sind. Die beruflichen Tätigkeiten und Belastungen sind derart verschieden, dass jede Frau ihre tatsächliche, persönliche Arbeitssituation mit den im Gesetz genannten Forderungen abgleichen muss.

AN WAS SIE DENKEN SOLLTEN

Information des Arbeitgebers

Informieren Sie Ihren Arbeitgeber möglichst früh über die bestehende Schwangerschaft. Ein Warten mit dieser Information bis zur 12. SSW ist nicht gerechtfertigt. Sollten sich während dieser Zeit Probleme ergeben, können Sie Ihren Arbeitgeber nicht für eventuelle Schäden verantwortlich machen. Vertrauen Sie Ihrem Vorgesetzten, und wenn Sie meinen, Ihre Kollegen sollen es noch nicht wissen, bitten Sie ihn um Vertraulichkeit.

Sowohl zu Hause als auch bei der Arbeit sollten Sie den Kontakt oder das Einatmen von gesundheitsgefährdenden Substanzen (Metalle, Gase, organische Lösungsmittel, Pflanzenschutzmittel, Pestizide) sowie die Einwirkung von Strahlung oder Lärm vermeiden.

- Als besonders gefährliche **Metalle** gelten Blei, Quecksilber, Cadmium und Arsen.
- **Gase** führen besonders bei schweren und akuten Vergiftungen zu Risiken in der Schwangerschaft. Als besonders gefährlich gelten Kohlenmonoxid, Zyanid (Blausäure) und Schwefelwasserstoff.
- **Organische Lösungsmittel** sind verschiedene chemische Substanzen, die häufig als Gemisch verwendet werden. Es handelt sich um Kohlenwasserstoffe, Benzolverbindungen, Styrol, Schwefelkohlenstoff, Aldehyde, Ketone, Alkohole, Ester, Glykol und Halogen-Kohlenwasserstoffe. Diese Substanzen befinden sich in Brenn- und Treibstoffen, Klebestoffen, Steinkohlenteer,

Entfettungs-, Lösungs-, Verdünnungs-, Kaltreinigungs-, Reinigungs- und verschiedenen Desinfektionsmitteln. Sie finden sich aber auch in Kunststoffen und Mitteln zur chemischen Reinigung, Farben, Lacken, oder Abbeizmitteln, Treibstoffen von Sprühdosen, Kühlmitteln, Isoliermaterialien, Feuerlöschmitteln, Schädlingsbekämpfungsmitteln und Narkosegasen.

- **Pflanzenschutzmittel** und **Pestizide** kommen vorwiegend in der Landwirtschaft, in Gärtnereien, im Landschaftsbau und bei der Schädlingsbekämpfung in Innenräumen zur Anwendung. Auch in diesen Substanzen kommen meist verschiedene Stoffe gleichzeitig vor. Die Aufnahme erfolgt dabei vorwiegend über Hautkontakt, durch Einatmung oder sogar durch die Nahrungsaufnahme. Man vermutet, dass diese Substanzen durchaus zu Störungen der Spermienproduktion beim Mann führen können, ebenso zur Häufung von Fehlgeburten und Fehlbildungen. Ein vermehrtes Auftreten von Krebs- und Organerkrankungen im späteren Leben der noch ungeborenen Kinder wird nicht ausgeschlossen.

Strahlenbelastung

Spätestens seit der Einführung der Mobilfunktechnik hat das Interesse an möglichen gesundheitlichen Risiken der Hochfrequenztechnik deutlich zugenommen. Die bei der Mobilfunktechnik verwendeten hochfrequenten Wellen werden auch noch an anderer Stelle genutzt, z.B.

- bei der Funktechnik,
- der TV- und Radioübermittlung,
- bei Mikrowellengeräten und
- beim Radar.

Sie sind aber nur ein Teil des gesamten Spektrums von elektromagnetischen Feldern. Ebenso entstehen statische oder niederfrequente Felder, besonders bei der Erzeugung und dem Gebrauch von Elektrizität. Auch die Infrarotstrahlung und das sichtbare Licht gehören zum elektromagnetischen Spektrum.

Verursachen diese Strahlen Gesundheitsschäden?

Die hochfrequente, nicht-ionisierende elektromagnetische Strahlung führt bei hoher Intensität zu einer Gewebeerwärmung (sog. thermische Wirkung) und kann gesundheitsschädigend wirken. In der Bundesimissionsschutzverordnung wurden Grenzwerte erarbeitet, um die Gewebeerwärmung zu verhindern. Für den Mobilfunk wurde ein Grenzwert von 41 V/m (900 MHz, entspricht den

GUT ZU WISSEN

Handy in der Schwangerschaft

Die Auswirkungen des Mobilfunks auf die Gesundheit und besonders die möglichen Wirkungen auf eine Schwangerschaft werden zurzeit sehr unterschiedlich diskutiert. Eine abschließende Beurteilung der Gesundheitsgefährdung im Niedrigdosisbereich ist auf Grund der derzeitigen Datenlage nicht möglich. Vorbeugend sollte man daher in einer Schwangerschaft den Gebrauch eines Handys auf ein Minimum beschränken oder sogar ganz darauf verzichten.

Die folgenden durch das Bundesamt für Strahlenschutz formulierten Empfehlungen sollten nicht nur während einer Schwangerschaft beachtet werden:

- Das Festnetztelefonat ist dem Handy vorzuziehen.
- Handygespräche sollten möglichst kurz sein.
- Nur Handys benutzen, bei denen der Körper geringen elektromagnetischen Feldern ausgesetzt ist (SAR-Werte beachten).
- Head-Sets benutzen.
- Die SMS-Möglichkeit bevorzugen, das Handy dabei aber nicht vor den Bauch halten.

Große Vorsicht beim Gebrauch von Handys durch Kinder!

D-Netzen) bzw. 58 V/m (1800 MHz, E-Netze) festgelegt. Kontrovers wird diskutiert, ob auch unterhalb dieses Schwellenwertes gesundheitsschädliche Effekte auftreten können.

Darf in der Schwangerschaft geröntgt werden?

Die ultraviolette Strahlung und die Röntgenstrahlung zählen ebenfalls zu den elektromagnetischen Strahlenformen. Diese sind in der Lage, Gewebe durch Ionisation chemisch zu verändern, und müssen daher im Hinblick auf eine Gesundheitsgefährdung während der Schwangerschaft möglichst vermieden werden. Von der 2. bis zur 15. SSW ist das ungeborene Kind gegenüber Röntgenstrahlen besonders empfindlich. Danach nimmt das Risiko einer möglichen Schädigung für das Kind kontinuierlich ab. Generell sollte nur bei zwingender Notwendigkeit in der Schwangerschaft geröntgt werden und nur dann, wenn kein anderes bildgebendes medizintechnisches Verfahren einsetzbar ist.

Mütterliche Röntgenuntersuchungen des Kopfes, der Zähne, der Sprunggelenke, der Hände, der Knie und der Ellenbogen sind nur mit einem geringen Risiko behaftet. Ein hohes Risiko für das Kind besteht bei Untersuchungen des Beckens, der Wirbelsäule, des Bauchraumes und der harnableitenden Wege der Mutter. Eine notwendige Röntgenuntersuchung der Brust gilt bei guter Abdeckung des Bauches auch vor der 12. SSW als unbedenklich. Eine Computertomografie (CT), beispielsweise des Kopfes, ist bei guter Abschirmung des Bauches ebenfalls möglich. Auf eine CT-Untersuchung des Bauchraumes selbst sollte während der Schwangerschaft aber verzichtet werden. Als gute röntgenstrahlenfreie Alternative kann immer eine Magnetresonanztomografie (MRT) eingesetzt werden. Bisher wurden nach der Anwendung dieses Untersuchungsverfahrens keine kindlichen Schädigungen beobachtet. Dennoch wird sicherheitshalber empfohlen, im ersten Schwangerschaftsdrittel auf eine MRT-Untersuchung zu verzichten.

Röntgenkontrastmittel in der Schwangerschaft

Die Gefahren durch den Einsatz von Röntgenkontrastmitteln und von paramagnetischen Kontrastmitteln in der Schwangerschaft sind bisher nicht genau untersucht worden. Eine Anwendung bei zwingenden Gründen erscheint aber möglich. Die meisten Röntgenkontrastmittel enthalten Jodverbindungen. Bei der Verwendung sehr hoher Dosen wurden daher Fälle von Schilddrüsenunterfunktionen bei Neugeborenen beobachtet. Paramagnetische Kontrastmittel (auf Gadolinium-Basis) gelangen über den Mutterkuchen in den Blutkreislauf des ungeborenen Kindes. Sie werden über die kindliche Niere in das Fruchtwasser wieder ausgeschieden. Wirkungen auf das zentrale Nervensystem der Kinder werden für möglich gehalten.

Lärmbelastung in der Schwangerschaft

Das Kind befindet sich in der Gebärmutter und wird durch das Fruchtwasser, die Gebärmuttermuskulatur und die mütterliche Bauchdecke sehr gut gegen Schalleinwirkungen geschützt. Ca. ab der 26. SSW kann ein ungeborenes Kind hören. Es ist nicht endgültig geklärt, ob Hörschäden durch von außen auf das Kind einwirkenden Lärm entstehen können. 90 Dezibel gelten als oberer Grenzwert, dem Schwangere anhaltend ausgesetzt sein dürfen.

Übrigens: Es ist ziemlich laut in der Gebärmutter. Der mütterliche Herzschlag, die mütterliche Stimme und verschiedene Darmgeräusche sollen einen Lärmpegel von bis zu 90 Dezibel hervorrufen. Im Ultraschall kann man beobachten, dass die Kinder bei lauten Geräuschen erschrecken. Und sie haben sogar schon eine Vorliebe für eher ruhige Musik wie Mozart oder Vivaldi, Rock und Techno hören sie dagegen nicht so gerne.

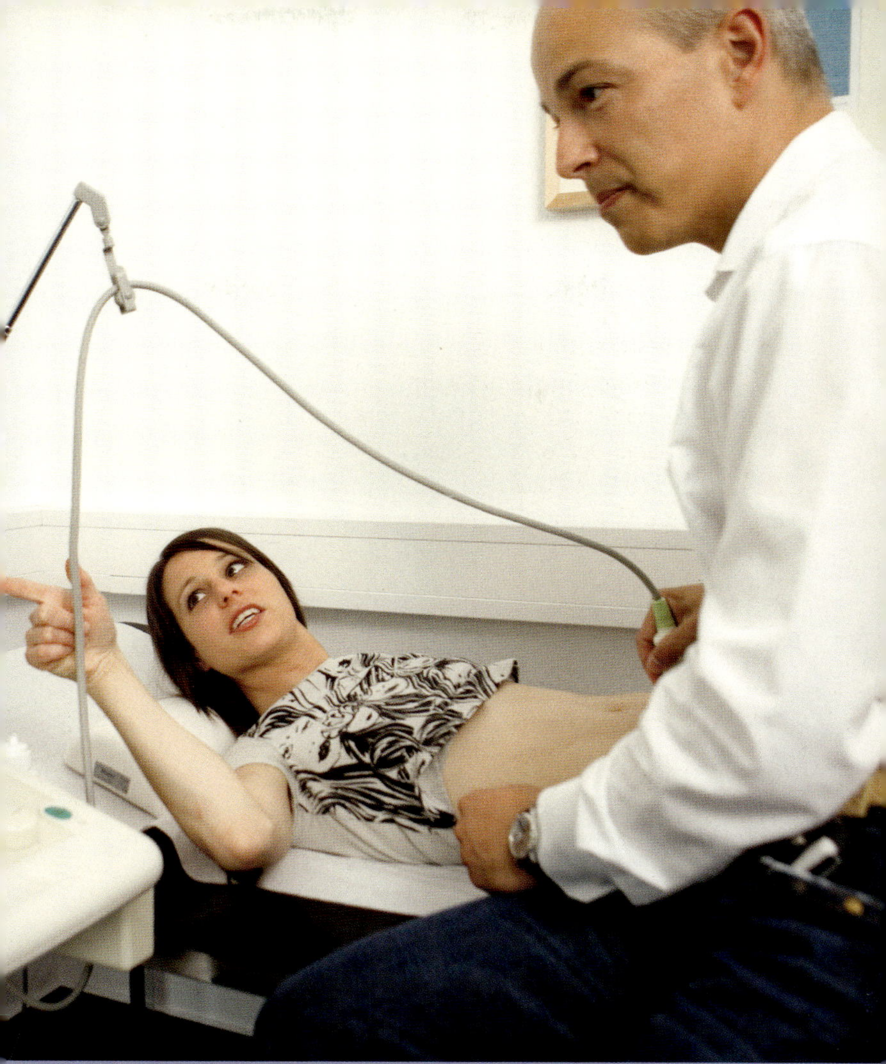

Ihre Anamnese

Ihr Frauenarzt benötigt eine Vielzahl von Informationen, um Sie in der Schwangerschaft richtig beraten und betreuen zu können. Auch bereits aufgetretene Schwangerschaftsbeschwerden kommen jetzt zur Sprache.

Vorherige Schwangerschaften

Hier werden die Anzahl, der Verlauf und der Ausgang Ihrer vorangegangenen Schwangerschaften erfragt. Dabei werden folgende Dinge festgehalten:

- Geburtsgewicht
- Schwangerschaftswoche zum Zeitpunkt der Geburt
- mütterliche Erkrankungen während der Schwangerschaft
- aufgetretene Probleme, während oder nach der Geburt, einschließlich notwendig gewordener operativer Entbindungen
- Geburt von toten oder fehlgebildeten Kindern

GUT ZU WISSEN

Was bedeuten Gravida und Para?

Gravida bezeichnet die Anzahl der eingetretenen Schwangerschaften, **Para** die Zahl der stattgefundenen Entbindungen.

Hat eine Frau zum Beispiel zwei Kinder geboren und drei Fehlgeburten erlitten und ist nun eine erneute Schwangerschaft festgestellt worden, dann ist diese Frau eine VI. Gravida/II. Para, das heißt: es handelt sich jetzt um die sechste Schwangerschaft bei dieser Frau und sie hat bereits zwei Kinder geboren.

Gynäkologische Vorerkrankungen

Ihr Arzt möchte nun auch ganz genau wissen, ob gynäkologische Vorerkrankungen bestehen. Er wird Sie z. B. fragen:

- Wie war der Abstand und die Dauer Ihrer Regelblutung, kam sie regelmäßig und wie stark war sie?
- Wann war Ihre letzte Krebsvorsorgeuntersuchung?
- Wurden Sie im Genitalbereich oder an der Brust operiert?
- Haben Sie bis zum Eintritt der Schwangerschaft die Pille eingenommen?

- Leiden Sie an gehäuft auftretenden Scheiden- oder Genitalinfektionen?
- Haben Sie Probleme mit dem Wasserlassen oder -halten?
- Haben Sie Stuhlgangbeschwerden?
- Leiden Sie unter Hämorrhoiden oder Krampfadern?

Operationen, Erkrankungen und Unfälle

In diesem Gespräch sollen Gefahren für die werdende Mutter während des Schwangerschaftsverlaufes, bei der Geburt und im Wochenbett erkannt werden, besonders natürlich auch Gefahren für das ungeborene Kind! Alle diese Informationen führen neben einer optimalen Betreuung während Ihrer Schwangerschaft auch zu einer Einschätzung der später zu wählenden Entbindungsart und lassen eine eventuell notwendige Zusammenarbeit mit anderen Fachärzten erkennen. Sehr wichtig ist, ob Sie bereits einmal Gefäßverschlüsse oder Blutgerinnungsstörungen hatten, schon mal Blutkonserven bekamen oder Sie sich bereits im Krankenhaus behandeln lassen mussten. Nach Erkrankungen wie der Zuckerkrankheit, Herz-Kreislauf-Erkrankungen, Nierenerkrankungen oder auch Infektionskrankheiten wird man Sie ebenfalls befragen. Auch ein mögliches Infektionsrisiko an Ihrem Arbeitsplatz wird abgeklärt.

Erkrankungen in der Familie

Hier sollen die in Ihrer Familie gehäuft oder sogar vererbbar auftretenden Erkrankungen erfasst werden. Sie können für Sie als Schwangere oder für Ihr zu erwartendes Kind ein Risiko bedeuten. Sind Erbkrankheiten in Ihrer Familie anzunehmen oder wurden

AN WAS SIE DENKEN SOLLTEN

Fragen Sie nach

Nicht jeder weiß die Krankheitsgeschichte der Familienmitglieder genau. Meist wird nicht gerne über solche Dinge geredet. Fragen Sie vor dem Arztbesuch Ihre Eltern oder Großeltern und notieren Sie sich die Antworten auf einem Zettel.

Gab es in der näheren Verwandtschaft vielleicht Todgeburten oder behinderte Kinder? Bei den Erkrankungen ist besonderes Augenmerk auf das Vorkommen von Zuckererkrankungen, hohem Blutdruck, Gefäßverschlüssen, Muskelerkrankungen, Herzinfarkten, Schlaganfällen und die Bluterkrankheit zu legen.

sogar Kinder mit Fehlbildungen in der Familie geboren, sollten Sie eine humangenetische Beratung durchführen lassen, um sämtliche Möglichkeiten einer vorgeburtlichen Abklärung solcher Erkrankungen auszuschöpfen.

Ihr Arbeitsplatz und Ihr soziales Umfeld

Es ist für Ihren Arzt wichtig zu wissen, welcher beruflichen Tätigkeit Sie nachgehen; ob Sie sich in einer Ausbildung befinden oder eine körperlich anstrengende Tätigkeit ausüben. Natürlich muss Ihr Arzt Ihr Alter kennen, am besten auch Ihren Familienstand, Ihre Wohnverhältnisse und auch eventuell vorhandene finanzielle Probleme.

Erste Schwangerschafts-beschwerden

Möglicherweise fühlen Sie sich bereits in der Frühschwangerschaft durch leichte Unannehmlichkeiten eingeschränkt, die jetzt schon zur Sprache kommen. Das können sein:

- Übelkeit
- Erbrechen
- Müdigkeit
- Schwindel
- abnormer Appetit
- Verstopfung
- Unausgeglichenheit
- Ohnmachtsneigung
- gehäuftes Wasserlassen

Woher kommen diese Beschwerden in der Frühschwangerschaft?

Die ersten 16 Schwangerschaftswochen nennt man die **Anpassungsphase** des mütterlichen Organismus. Ihr Körper stellt sich in dieser Zeit auf die Schwangerschaft ein. Veränderungen des Stoffwechsels, der Durchblutung und der Organfunktionen setzen sehr früh und schell ein.

- Um eine gute Durchblutung sicherzustellen, werden z.B. die Blutgefäße weit gestellt, der Blutdruck fällt ab und die Herzfrequenz steigt an – dies erklärt das Schwindelgefühl und die Ohnmachtsneigung.
- Es werden auch Substanzen im Stoffwechsel produziert, die zur Übelkeit und dem morgendlichen Erbrechen führen können.
- Die Schleimhäute werden stark durchblutet und schwellen an, wie zum Beispiel die Nasenschleimhäute – daher riechen viele

Dinge anders oder intensiver als sonst. Da wir zum großen Teil mit der Nase schmecken, kommt es zu abnormen Gelüsten beim Essen – zum Beispiel Eis mit Senf.

- Auch die vermehrte Neigung zu Nasenbluten resultiert aus diesem Anschwellen der Nasenschleimhäute.
- Die Zunahme des Ausflusses aus der Scheide ist ganz normal, da die Genitalorgane stark durchblutet werden.
- Hartnäckige Verstopfungen sind oft die Folge einer Ernährungsumstellung und einer zu geringen Flüssigkeitszufuhr am Beginn der Schwangerschaft.
- Ihr Körper ist im höchsten Maße beansprucht; ein erhöhtes Schlafbedürfnis und auch psychische Veränderungen sind das Resultat.

Die lästige Übelkeit

Man muss hier zwischen einer **»normalen« Schwangerschaftsübelkeit** mit gelegentlichem Erbrechen (Emesis gravidarum) und dem **krankhaften Schwangerschaftserbrechen mit Übelkeit** (Hyperemesis) unterscheiden. Die Übelkeit mit Brechreiz beginnt meist nach der 5. SSW und hält nur selten über die 16. SSW hinaus an. Überwiegend Erstschwangere und Schwangere mit Mehrlingsschwangerschaften leiden daran. Auch können Veränderungen des Mutterkuchens eine Ursache dafür sein. Daran erkennen Sie die **»normale« Schwangerschaftsübelkeit:**

- Die Übelkeit tritt morgens auf nüchternen Magen auf.
- Übergeben müssen Sie sich meistens morgens.
- Die Beeinträchtigung des Allgemeinbefindens ist relativ gering.
- Sie bemerken kaum eine Gewichtsabnahme.

Ursache für diese Beschwerden ist eine übermäßige Produktion des ß-hCG (siehe Kasten). Veränderungen im Mineralhaushalt oder Zuckerstoffwechsel der Schwangeren sind dabei nicht nachweisbar.

EINE FRAGE

Was bedeuten die Abkürzungen hCG oder ß-hCG?

Das humane Choriongonadotropin, kurz hCG ist ein Peptidhormon, das während einer Schwangerschaft in der Plazenta gebildet wird und für die Erhaltung der Schwangerschaft verantwortlich ist. Es besteht aus zwei Untereinheiten, der α-Untereinheit (α-hCG) und der β-Untereinheit (β-hCG). Die β-Untereinheit ist spezifisch für das Schwangerschaftshormon hCG. Die α-Untereinheit kommt dagegen auch in weiteren Hormonen vor. Daher erfolgt der Schwangerschaftsnachweis immer über die β-hCG-Untereinheit, auch wenn manchmal kurz nur von hCG gesprochen wird.

Die Übergänge zum krankhaften Schwangerschaftserbrechen mit gleichzeitiger Übelkeit sind oft fließend. Man erkennt dieses an folgenden Kennzeichen:

- häufiges und starkes Erbrechen
- Erbrechen unabhängig von der Tageszeit und der Nahrungsaufnahme
- quälender Durst durch den Wasserverlust beim Erbrechen
- Atem riecht übel
- rasche Gewichtsabnahme
- manchmal eine Temperaturerhöhung
- gelbliche Hautfarbe
- Benommenheit
- deutliche Verschlechterung des Allgemeinzustandes

Laboruntersuchungen zeigen Veränderungen im Mineral- und Zuckerstoffwechsel und die Leberwerte können erhöht sein. Bei ungenügender oder falscher Behandlung können Organschäden einsetzen, die zu einem völligen Kräfteverlust und sogar zum Tode führen können.

Die eigentliche Ursache für diese Schwangerschafserkrankung ist nicht eindeutig geklärt. Wahrscheinlich ist auch hier eine erhöhte Produktion an hCG anzunehmen. Auffallend ist, dass psychische Faktoren den Zustand beeinflussen, z.B. der Wunsch nach Befreiung von einer ungewollten Schwangerschaft, Ängste vor Geburtsschmerzen oder der sozialen Zukunft. Daher wird diese Erkrankung auch teilweise als psychosomatische Erkrankung erklärt. Eine Gelbsuchterkrankung weist ähnliche Symptome auf und muss bei derartigen Beschwerden ausgeschlossen werden.

Was hilft?

Viele dieser Beschwerden in der Frühschwangerschaft lassen sich gut mit Medikamenten behandeln. Diese sollten aber nur bei sehr schweren Verläufen verabreicht werden. Oft hilft gegen die Übelkeit schon

- viel Trinken,
- die Verteilung der Nahrung auf ganz viele kleine Mahlzeiten (6–10 Mahlzeiten am Tag) oder
- ein »Tapetenwechsel«, zum Beispiel ein mehrtägiger Besuch bei den Eltern oder Freunden.

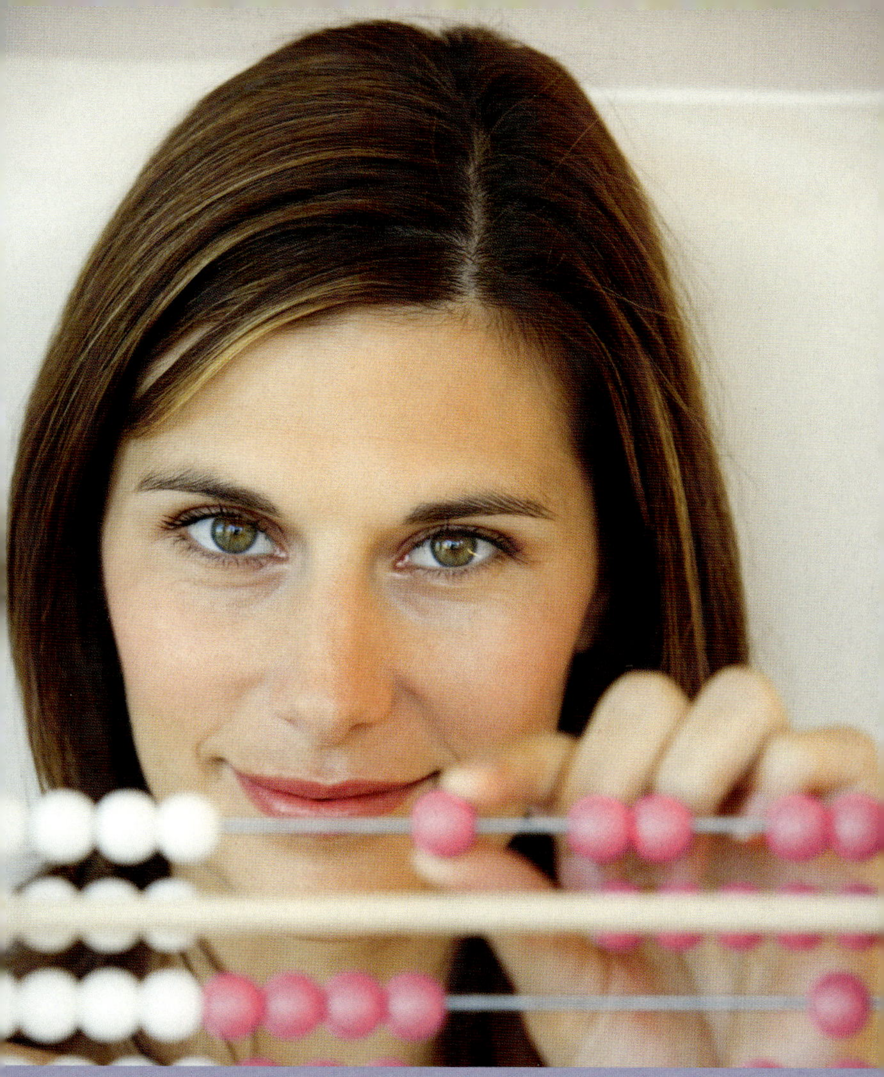

Die erste Routine-Untersuchung

Es wird bald Routine werden: Arztbesuche mit einer ausführlichen gynäkologischen Untersuchung und einem Besuch im Labor, wo manche Werte einmal, andere wichtige Verlaufswerte regelmäßig bestimmt werden.

Vaginale Tastuntersuchung

Wohl kein Frauenarzt wird heute noch eine Schwangerschaft ausschließlich durch die Gebärmutterabtastung feststellen. Die Untersuchung durch die Scheide dient heute nur noch

- zum Abtasten des Muttermundes,
- um die Größe und Lage der Gebärmutter und der Eierstöcke festzustellen und
- um drei Abstriche zu machen, den Chlamydienabstrich, das Nativpräparat und den Krebsvorsorgeabstrich.

Vor dem Ausstellen des Mutterpasses wird Ihr Arzt zunächst eine erneute Ultraschalluntersuchung durchführen, um zu klären, ob weiterhin alles in Ordnung ist.

Muttermund und Gebärmuttergröße

Vor der Untersuchung der Gebärmutter, wird Ihr Arzt oder die Sprechstundenhilfe Sie bitten, die Blase zu leeren. Das ist notwendig, da eine volle Harnblase die Gebärmutter in Richtung Bauchnabel verlagert. Das kann dann zur Annahme eine Gebärmuttervergrößerung führen oder aber ein höheres Schwangerschaftsalter vortäuschen, als in Wirklichkeit vorliegt. **Die Gebärmutter** ist erst ab der 6. SSW tastbar vergrößert, erst in der 12. SSW ist sie durch die Bauchdecke tastbar.

Die Struktur des **Muttermundes** ist normalerweise sehr derb und der Muttermundkanal ist fest verschlossen. Dieser kann durch vorausgegangene Geburten oder Operationen am Muttermund verändert sein. Ist der Muttermund in seiner Länge verkürzt, sehr weich oder der Muttermundkanal sogar geöffnet, dann ist besondere Vorsicht geboten. Von nun an sind strikt verboten:

EINE FRAGE

Was ist eine Cerclage?

Kommt es mit fortschreitender Schwangerschaft zu einer Verkürzung und Erweiterung des Gebärmutterhalses, so droht eine Frühgeburt. Ihr Arzt spricht von einer Verschlussschwäche bzw. Zervixinsuffizienz. Dann kann manchmal sogar das Zunähen des Muttermundes notwendig werden, eine sogenannte **Cerclage**. Dabei wird von der Scheide aus ein dicker, nicht resorbierbarer Faden oder ein Band zirkulär unter der Scheidenhaut um den Gebärmutterhals herumgeführt und so geknotet, dass es zu einer Einengung des Gebärmutterhalskanals kommt. Faden oder Band werden in der 37. Schwangerschaftswoche wieder entfernt.

Beim »totalen Muttermundverschluss« wird der äußere Muttermund des Gebärmutterhalses mit Nähten vollständig verschlossen und erst bei Geburtsbeginn wieder eröffnet. Damit soll v. a. das Einwandern von Keimen aus der Scheide in die Gebärmutter, die eine Frühgeburt auslösen können, verhindert werden. Diese prophylaktische Maßnahme wird in der 12.–14. Schwangerschaftswoche vorgenommen.

- Heben, Tragen oder Bewegen von schweren Lasten und
- Geschlechtsverkehr!

Die Abstriche

Ihr Arzt wird einige Abstriche vornehmen, d. h. er wird durch einfaches Abstreifen Untersuchungsmaterial der Schleimhautoberfläche der Vagina oder des Gebärmuttermundes zur mikrobiologischen oder zytologischen Untersuchung gewinnen. Die Proben werden direkt von Ihrem Arzt (Nativpräparat) oder später im Labor auf Keime untersucht. Das **Nativpräparat** ist ein einfacher Tropfen Ihres Scheidensekretes, den sich Ihr Frauenarzt nach einer

Anfärbung sofort unter dem Mikroskop ansieht und folgende Auffälligkeiten dabei feststellen kann:

- Trichomonaden: kleine Einzeller, die Scheidenentzündugen hervorrufen
- Hefepilze der Gattung Candida: Erreger einer Scheidenentzündung
- Verschiedene Bakterien
- Entzündungszellen

Um nach **Chlamydien** zu suchen, wird ein spezieller Abstrich gemacht. Chlamydien sind Bakterien, die beim Geschlechtsverkehr übertragen werden. Diese Genitalinfektion kann zu eitrigem Ausfluss, Schwellungen und einer erhöhten Verletzbarkeit, also zu Blutungen nach dem Verkehr führen. Bei neun von zehn infizierten Schwangeren kommt es aber zu keinerlei Beschwerden. Chlamydien stehen aber im Verdacht, Frühgeburten durch einen vorzeitigen Blasensprung auslösen zu können. Wird ein Kind durch eine mit Chlamydien infizierte Scheide geboren, kann das beim Neugeborenen zu Bindehautentzündungen, Lungenentzündungen, Mittelohrentzündungen oder Rachenentzündungen führen. Ist der Chlamydienabstrich auffällig, müssen Sie behandelt werden und Ihr Partner auch! Es gibt spezielle Antibiotika, die Sie unbedenklich einnehmen können, aber erst nach der 14. SSW. Liegt kein aktueller **Krebsvorsorgeabstrich** vor, sollte dieser auch gemacht werden, um Zellveränderungen am Muttermund nicht zu übersehen.

pH-Wert (Säurewert) der Scheide

Ein Säurewert in der Scheide von 3,8 bis 4,4 gilt während der Schwangerschaft als normal. Eine Bestimmung des Scheidensäurewertes ist während der Schwangerschaft ratsam, da ein abnehmender Säuregrad auf Infektionen hinweist bzw. das Entstehen von Infektionen begünstigen kann. Heute gibt es in der Apotheke frei erhältliche Testsets, mit denen dieser Wert leicht zuhause ermittelt werden kann. Besonders für Frauen, die zu Scheideninfektionen neigen oder bereits eine Frühgeburt hatten, wird empfohlen, zwei Messungen pro Woche durchzuführen. Die Messung soll frühestens 12 Stunden nach dem Geschlechtsverkehr oder dem Gebrauch von in die Scheide einzuführenden Medikamenten und frühestens 15 Minuten nach dem Wasserlassen vorgenommen werden. Das Genitale darf vor der Bestimmung des ph-Wertes nicht gewaschen werden. Diese Tests zeigen nur den Anstieg des Säuregrades des Scheidensekretes an und sind noch kein direkter Nachweis einer Scheideninfektion. Bei wiederholtem Ansteigen des Säuregradwertes sollten Sie Ihren Arzt zur weiteren Abklärung aufsuchen.

Das Körpergewicht

Die Entwicklung des Körpergewichts wird Sie als werdende Mutter bei jedem Arztbesuch besonders interessieren: Habe ich wieder zugenommen? Dahinter steckt natürlich auch Ihre Sorge: Werde ich meine altes Gewicht nach der Schwangerschaft wieder erreichen? Zu keinem anderen »Laborwert« werden in der Frauenarztpraxis so häufig Gespräche geführt wie zur Gewichtszunahme in der Schwangerschaft! Seien Sie beruhigt, die medizinische Wertigkeit ist eher gering.

Als **Ausgangsgewicht** in der Schwangerschaft wird das erste ermittelte Gewicht angesehen und in den Mutterpass eingetragen. Im Allgemeinen gilt bei durchschnittlicher Körpergröße ganz grob: Wiegen Sie mehr als 90 kg, gelten Sie als zu schwer, wiegen Sie weniger als 45 kg, gelten Sie als zu leicht. Sowohl Über-

als auch Untergewicht sind bedeutsam: **Übergewicht** kann in der Schwangerschaft zu hohem Blutdruck, Schwangerschaftsvergiftung, Schwangerschaftszucker, gestörten Entbindungsverläufen und höherem Kaiserschnittrisiko führen. Totgeburten, kindliches Übergewicht und nachgeburtliche Anpassungsstörungen der Neugeborenen treten häufiger auf. **Untergewicht** birgt das Risiko einer Frühgeburt und Untergewicht des Neugeborenen.

Ein mütterlicher Gewichtsverlust in der Frühschwangerschaft kann ein Zeichen für starke Schwangerschaftsbeschwerden und in der zweiten Schwangerschaftshälfte ein Zeichen für ein mangel-

GUT ZU WISSEN

Die Gewichtszunahme

Eine Gewichtszunahme von bis zu ca. 1,5 kg pro Monat gilt als normal. Dabei verändert sich das Ausmaß der Gewichtszunahme im Laufe der Schwangerschaft:

- In den ersten 13 SSW steigt das Körpergewicht nur um insgesamt 1,5 bis 2 kg.
- In den folgenden 13 SSW nimmt das Körpergewicht um ca. 250 g pro Woche zu.
- In den letzten Wochen erhöht sich das Körpergewicht um ca. 400 g pro Woche.

Der durchschnittliche Kalorienbedarf liegt bei 2000–2200 kcal pro Tag und steigt in den letzten fünf Wochen bis auf 2500 kcal pro Tag an. Damit ist der durchschnittliche Energiebedarf in der Schwangerschaft also nur um ca. 100–300 kcal pro Tag erhöht.

Man geht immer noch von einer durchschnittlichen mütterlichen Gewichtszunahme in der gesamten Schwangerschaft von **12 kg** aus. Dieses Gewicht setzt sich wie folgt zusammen:

- ca. 3–7 l bzw. kg eingelagertes Wasser
- 1,5 l bzw. kg durch die Zunahme des Blutvolumens
- 1 kg durch die vergrößerte Gebärmutter
- bis zu 1 l bzw. kg Fruchtwasser
- 500 g Mutterkuchen
- 500 g Gewichtszunahme der mütterlichen Brust
- ca. 1,5 kg Fettgewebe

haftes kindliches Wachstum sein. Eine extreme, plötzlich einsetzende **Gewichtszunahme** durch Wassereinlagerungen im Gewebe kann ein Hinweis auf einen erhöhen Blutdruck sein.

Der Blutdruck

Anders als die Gewichtsbestimmung der Schwangeren ist die regelmäßige Messung des Blutdrucks in der Schwangerschaft von großer Bedeutung. Die Erkennung von hohem Blutdruck ist ein Schwerpunkt in der gesamten Mutterschaftsvorsorge, denn hoher Blutdruck in der Schwangerschaft ist gefährlich! Um einen aussagekräftigen Wert zu ermitteln, sollten Sie bei der Messung sitzen und auch vorher bereits einige Zeit gesessen haben.

Veränderungen des Blutdrucks

Wenn der **systolische Wert** unter 100 mm Hg liegt, spricht man von einem niedrigen Blutdruck. Dieser führt zu Schwindel, Müdigkeit, Ohnmachtsneigung und auch Kopfschmerzen. Eine Minderversorgung des Kindes ist hierbei normalerweise nicht zu befürchten. Nur wenn Sie unter diesen Folgen ernsthaft leiden, sollten Sie sich in der Schwangerschaft dagegen behandeln lassen.

Werden bereits vor der 20. SSW **diastolische Blutdruckwerte** über 90 mm Hg gemessen, wird auch schon vor der Schwangerschaft eine Neigung zu hohem Blutdruck bestanden haben. Steigt dieser Wert erst nach der 20. SSW erstmalig an, einmalig über 110 mm Hg oder wiederholt über 90 mm Hg, so liegt ein Schwangerschafts-Bluthochdruck vor. Die Folgen von zu hohem Blutdruck werden in dem späteren Abschnitt »Schwangerschaftsvergiftungen« beschrieben (siehe S. 136).

GUT ZU WISSEN

Was bedeuten die Blutdruckwerte, zum Beispiel 120 zu 80 mm Hg?

Der erste Wert heißt systolischer Wert, und gibt den Druck an, mit dem das Herz das Blut in die Gefäße hineindrückt. Unsere Gefäße sind sehr elastisch; wenn das Herz Blut in die Adern presst, weichen die Gefäßwände auseinander; das ist der Puls, den Sie fühlen können. Ist die »Blutwelle« durch, zieht sich das Gefäß hinter der »Blutwelle« wieder zusammen. So fließt das Blut stets vorwärts.

Der zweite Wert beschreibt den Druck, mit dem das Blut weiterfließt, den diastolischen Blutdruck. Dieser diastolische Wert ist in der Schwangerschaft besonders wichtig, da er das Maß für die Gefäßwandspannung ist. Ist dieses Maß erhöht, ist die Gefäßwandelastizität herabgesetzt.

Der Urin

Von nun an werden Sie bei jedem Arztbesuch gebeten, eine Urinprobe abzugeben. Der Urin wird auf das Vorhandensein von Eiweiß, Zucker, Nitrit und Blut untersucht.

- Ist **Eiweiß** im Urin bei gleichzeitigem hohen Blutdruck nachweisbar, ist der Schwangerschafts-Bluthochdruck als noch gefährlicher einzuschätzen als ein erhöhter Blutdruck allein (siehe S. 137).
- Ist ein zu hoher **Zuckergehalt** im Urin nachweisbar, kann das ein Hinweis für eine Störung des Zuckerstoffwechsels in der Schwangerschaft sein und sollte daher weiterführende Untersuchungen nach sich ziehen.
- **Nitrit** ist ein Ausscheidungsprodukt von Bakterien. Wenn Nitrit im Harn nachweisbar ist, dann ist von einer bakteriellen Infektion auszugehen, ganz gleich ob Beschwerden vorliegen oder nicht. Ihr Arzt wird zum Bakteriennachweis eine Urinkultur durchführen.

- **Blut** im Urin sollte unbedingt abgeklärt werden, da dieses ein erstes Zeichen einer drohenden Fehlgeburt sein kann. Bei reichlichem und wiederholtem Vorkommen von Blut im Urin können Nierensteine, Entzündungen oder Harnwegstumore vorliegen.

Die Untersuchungen des Blutes

In der Praxis wird Ihnen eine Blutprobe entnommen werden, um verschiedene Test durchzuführen.

Der Hb-Wert

Das Blut bzw. der in den roten Blutkörperchen enthaltene rote Blutfarbstoff (Hämoglobin, abgekürzt Hb) ist der Sauerstoffträger in Ihrem Blut. Sinkt der Hb-Gehalt des Blutes, so ist eine unzureichende Versorgung der Organe und sogar des Mutterkuchens die Folge. Sie merken an sich selbst eine zunehmende Müdigkeit und Kraftlosigkeit. Ihr Arzt wird den Hämoglobinwert regelmäßig überprüfen. Denn bereits in der frühen Schwangerschaft wird Ihre Blutmenge ansteigen, dabei steigt die Menge der Blutflüssigkeit stärker an, als die der Blutkörperchen. Daher sinkt die Menge der Blutkörperchen (der sogenannte Hämatokritwert) von ca. 43 % auf ca. 33 % ab; das Blut wird dünnflüssiger und fließt dadurch besser. Gleichzeitig sinkt der prozentuale Gehalt an rotem Blutfarbstoff, was zu einer Sauerstoffunterversorgung führen könnte. Verstärkt werden kann dieses Problem durch einen gleichzeitig bestehenden Eisenmangel, denn zum Aufbau des roten Blutfarbstoffs wird Eisen benötigt (denn innerhalb des Hämoglobinmoleküls sitzt ein Eisenatom). Durch eine Einnahme von Eisen (siehe S. 28), am besten zusammen mit Folsäure, kann eine Blutarmut in der Schwangerschaft vermieden oder behandelt werden.

Blutgruppen, Rhesusfaktor und Antikörpersuchtests

Unsere Blutkörperchen tragen eine Reihe erblich bedingter Merkmale. Dabei sind für Sie als Schwangere im Wesentlichen die Unterscheidung der vier Blutgruppen sowie der Rhesusfaktor von Bedeutung.

Die **Blutgruppen 0, A, B und AB** unterscheiden sich durch das Fehlen von zwei bestimmten Antigenen (Polysaccharid-Aminosäure-Verbindungen) auf den roten Blutköperchen (= Gruppe 0) bzw. der Anwesenheit einer der zwei möglichen (Gruppe A oder B) oder dem gleichzeitigen Vorkommen beider Antigene (Gruppe AB). Für den Verlauf der Schwangerschaft sind diese Gruppen nur von untergeordneter Bedeutung. Die Gesetzmäßigkeiten ihrer Vererbung können bei eventuellen Vaterschaftsfragen allerdings wichtig werden.

Der **Rhesusfaktor**, ein Protein auf der Oberfläche der roten Blutkörperchen, ist entweder vorhanden (positiv) oder fehlt (negativ). Dieses ist für den Verlauf der Schwangerschaft ausgesprochen wichtig, denn eine Unverträglichkeit des Rhesusfaktors von Mutter und Kind ist gefährlich. Wenn Sie als Schwangere »Rhesus-negativ« und Ihr Kind »Rhesus-positiv« ist, ist es möglich, dass Ihr Abwehrsystem Abwehrstoffe, sogenannte Antikörper, gegen den Rhesusfaktor Ihres Kindes produziert. Diese können dann durch den Mutterkuchen zum Kind gelangen und dort die roten Blutkörperchen zerstören. Die Folgen dieser Rhesusunverträglichkeit für das Kind können von einer einfachen Blutarmut bis zum Tod führen. Ist die Mutter auch »Rhesus-positiv«, kann aber nichts passieren.

Interessant ist die Frage, ob die Gabe der Antikörperspritze auch dann an Rhesus-negative Schwangere erfolgen sollte, wenn auch der Vater des Kindes sicher Rhesus-negativ ist, das Kind folglich

GUT ZU WISSEN

Was kann man bei einer Rhesusunverträglichkeit tun?

Ihr Arzt hat heute gute Möglichkeiten, schon in der Schwangerschaft die Ausbildung der Antikörper zu unterdrücken:

- Zunächst muss durch eine weitere Blutuntersuchung eine bereits stattgefundene Antikörperbildung ausgeschlossen werden.
- Zwischen der 28. und 30. SSW werden Sie eine Spritze mit einem Anti-D-Immunglobulin bekommen, um eine mögliche Antikörperbildung zu unterdrücken. Auch nach Operationen in der Gebärmutterhöhle oder bei Blutungen aus der Gebärmutter im Schwangerschaftsverlauf sollten Sie diese Spritze bekommen.

Wird bei Ihrem Kind nach der Geburt ein positiver Rhesusfaktor festgestellt, müssen Sie erneut innerhalb von 72 Stunden nach der Geburt diese Spritze bekommen, damit auch nach der Geburt eine Antikörperbildung in Ihrem Körper unterbunden wird. Das ist wichtig, um bei einer erneuten Schwangerschaft das nächste Kind zu schützen. Ist Ihr Kind wie Sie Rhesusnegativ, kann diese Spritze nach der Entbindung entfallen.

(gemäß den Gesetzen der Vererbung) auch Rhesus-negativ sein sollte. In diesem Fall wären Kind und Mutter im Rhesusfaktor gleich und eine Antikörperproduktion würde nicht erfolgen. Daher könnte die Gabe der Spritze unterbleiben. Sprechen Sie im Vertrauen mit Ihrem Arzt darüber, wenn Sie auch nur den kleinsten Zweifel an der Vaterschaft hegen. Sie gefährden sonst das Leben dieses und weiterer Kinder.

Im **Antikörpersuchtest** werden mögliche Antikörper gegen weitere Blutgruppen-Untergruppen gesucht. Sind solche vorhanden, ist ihre Art und die vorhandene Menge genau zu bestimmen und ihre Gefährlichkeit abzuschätzen. Schwangere mit derartigen gefährlichen Antikörpern sollten sich zur gezielten Abklärung und

Behandlung an ein Zentrum mit entsprechender Spezialisierung überweisen lassen.

Der Rötelnschutz

Die Erstinfektion mit Röteln in der Schwangerschaft ist wohl die bekannteste Ursache für ausgelöste Missbildungen bei ungeborenen Kindern. Dabei sind die Folgen abhängig vom Schwangerschaftsalter zum Zeitpunkt der mütterlichen Ansteckung (siehe S. 119). Auch wenn Sie gegen Röteln geimpft wurden oder bereits einmal an Röteln erkrankt waren, wird bei einer Blutuntersuchung festgestellt, ob Sie einen sicheren Schutz vor einer erneuten Rötelnerkrankung in der gegenwärtigen Schwangerschaft haben oder nicht. Denn der Impfschutz oder der durch eine alte Erkrankung erworbene Schutz können im Laufe der Zeit verloren gegangen sein.

Die Syphilis

Die Syphilis (Lues), eine meldepflichtige chronische Infektionskrankheit, wird durch ein Bakterium übertragen. Die Häufigkeit dieser Geschlechtskrankheit nimmt in den letzten Jahren wieder zu. Da eine Erkrankung der Mutter für das Kind nicht folgenlos ist, wird die Mutter darauf untersucht (siehe S. 130). (Übrigens: Nur die Untersuchung und nicht das Ergebnis Ihrer Untersuchung werden im Mutterpass eingetragen).

Der AIDS-Test

Dieser Test ist freiwillig und auch hier wird nur die Durchführung im Mutterpass vermerkt, nicht aber das Ergebnis! Der Nachweis der Infektion ist insgesamt selten, aber immerhin wird bei ca. 28 % aller HIV-infizierten Frauen die Erstdiagnose in der Schwangerschaft gestellt. Infizierte Frauen werden an ein spezialisiertes Zentrum mit entsprechenden Erfahrungen überwiesen und dort umfassend betreut (siehe S. 127).

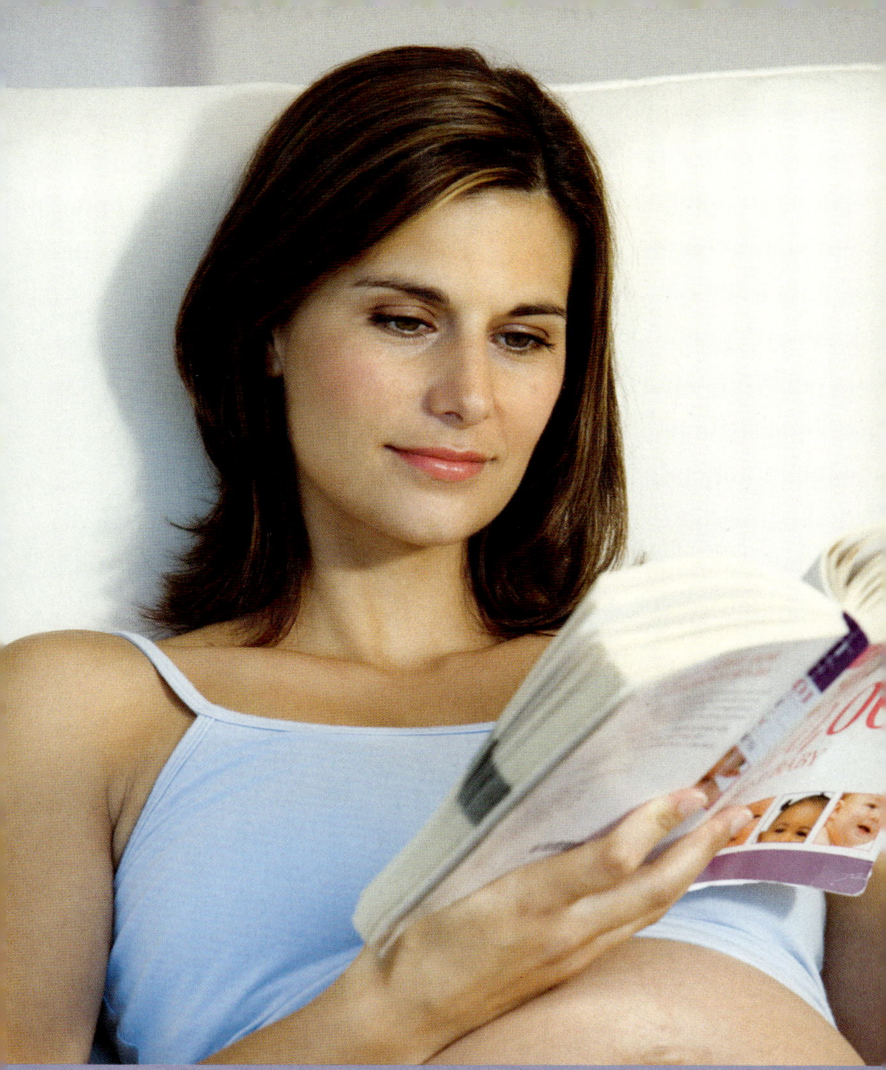

Von nun an Ihr ständiger Begleiter: der Mutterpass

Lassen Sie sich von den vielen Fachbegriffen im Mutterpass nicht verunsichern. Hier können Sie alles nachlesen und so Sicherheit gewinnen.

So verstehen Sie Ihren Mutterpass besser

Wenn die Schwangerschaft intakt ist, also wenn die Herzaktion des Kindes und eine Einnistung in der Gebärmutterhöhle gesichert sind, wird Ihr Arzt Ihnen den Mutterpass ausstellen, den Sie von nun an immer bei sich haben sollten. Auf den folgenden Seiten finden Sie eine genaue Beschreibung der Seiten des Mutterpasses sowie Erklärungen zu den wichtigsten Fachbegriffen. Die Ergebnisse der oben beschriebenen und aller weiteren Untersuchungen werden von Ihrem Arzt gewissenhaft eintragen. Lesen Sie bitte die »Hinweise für die Schwangere« auf der Innenseite des Deckblattes.

AN WAS SIE DENKEN SOLLTEN

Nie vergessen!

Tragen Sie Ihren Mutterpass immer bei sich. Im Notfall gibt er schnell und übersichtlich Auskunft über den Verlauf Ihrer Schwangerschaft.

Auf Seite 1

… sollte der Name Ihres Frauenarztes und der Ihrer Hebamme eingetragen werden. Hier können auch die vereinbarten Wiedervorstellungstermine bei Ihrem Frauenarzt notiert werden.

Auf Seite 2 und 3

… werden Ihre persönlichen Daten und die stattgefundenen Laboruntersuchungen eingetragen.

Auf Seite 4

… folgen die Eintragungen zu vorausgegangenen Schwangerschaften und gegenwärtigen oder gewesenen Besonderheiten.

Info

Wichtige Fachbegriffe auf den Seiten 2 und 3

Serologische Untersuchungen:	Blutuntersuchungen
Antikörpersuchtest:	Test zur Suche von mütterlichen Antikörpern
Röteln-HAH-Test:	Test, ob ein Schutz vor einer erneuten Rötelnerkrankung vorliegt
LSR:	Testnachweis der Geschlechtserkrankung Syphilis
HBs-Antigen:	Suche nach einer ansteckenden Lebererkrankung (Hepatitis B)

Info

Wichtige Fachbegriffe auf Seite 4

Sectio:	Kaiserschnitt
vag. Operationen:	operative Entbindung durch die Scheide
Abort:	Fehlgeburt
Abruptio:	Schwangerschaftsabbruch
EU – Extrauterine Gravidität:	Bauchhöhlenschwangerschaft

Auf Seite 5

… werden zunächst Ihr Alter, Gewicht, Ihre Größe, die Anzahl der bisherigen Schwangerschaften, einschließlich der bestehenden Schwangerschaft eingetragen, ebenso wie oft Sie tatsächlich bereits Mutter geworden sind. Die »Anamnese« (Vorgeschichte), allgemeine Befunde und die erste Vorsorgeuntersuchung werden Punkt für Punkt mit Ihnen besprochen und eingetragen. Am Ende wird nach dem Vorliegen eines Schwangerschaftsrisikos gefragt. Macht Ihr Frauenarzt hier ein Kreuz, ist das keine Katastrophe – es bedeutet nur, dass es in Ihrer Vorgeschichte Dinge gibt, die für die bestehende Schwangerschaft, spätere Geburt oder das Wochenbett von Bedeutung sind.

Info

Wichtige Fachbegriffe auf Seite 5

Gravida:	Zahl der Schwangerschaften
Para:	Zahl der geborenen Kinder
Hypertonie:	Bluthochdruck
genetisch:	vererbbar
psychisch:	seelisch
Thromboseneigung:	Neigung zu Gefäßverschlüssen
Allergie:	Überempfindlichkeit, Unverträglichkeit
Bluttransfusion:	Blutübertragung
Integrationsprobleme:	Eingliederungsprobleme (z. B. verminderte Sprachkenntnisse oder auch Partnerschaftskonflikte)
Rhesus-Inkompatibilität:	Unverträglichkeit des Rhesusfaktors
Diabetes mellitus:	Zuckererkrankung
Adipositas:	Fettsucht
Skelettanomalie:	Abweichungen vom normalen Knochenbau
Sterilitätsbehandlung:	Kinderwunschbehandlung
Sectio:	Kaiserschnitt
Uterusoperationen:	Gebärmutteroperationen

Nun werden Sie sich fragen, aber warum ist dieser Balken dann rot eingefärbt. Die Antwort lautet: Es finden sich noch an anderen Stellen rot markierte Felder. Diese dienen jedem in der Geburtshilfe Tätigen zur schnellen Orientierung. In der Geburtshilfe kann es manchmal sehr hektisch zugehen – ein Blick auf diese rot eingefärbten Felder und jeder Frauenarzt oder jede Hebamme weiß Bescheid!

Auf Seite 6

… ist unter dem Punkt B. »Besondere Befunde im Schwangerschaftsverlauf« der sogenannte Risikokatalog B aufgelistet. Dabei werden behandlungsbedürftige Allgemeinerkrankungen unter Ziffer 27 eintragen.

Info

Wichtige Fachbegriffe auf Seite 6

Abusus:	Missbrauch von Medikamenten, Nikotin, Alkohol oder Drogen
Placenta praevia:	vor dem Ausgang der Gebärmutter liegender Mutterkuchen
Hydramnion:	vermehrte Fruchtwassermenge
Oligohydramnie:	verminderte Fruchtwassermenge
Placenta-Insuffizienz:	Mutterkuchenunterfunktion
Isthmozervikale Insuffizienz:	Schwäche des Verschlussapparates der Gebärmutter
Indirekter Coombstest positiv:	Vorhandensein von Antikörpern im mütterlichen Blut
Eiweißausscheidung:	Eiweiße werden im Urin nachgewiesen
Ödeme:	Wasseransammlungen im Gewebe
Gestationsdiabetes:	Schwangerschaftszucker
Einstellungsanomalien:	Abweichungen von der normalen Kindslage

Unter der Überschrift »Terminbestimmung« sind Einträge zum Zyklus, also der Abstand vom ersten Regelblutungstag zum nächsten ersten Regelblutungstag und die durchschnittliche Dauer Ihrer Regelblutung, einzutragen. Der erste Tag der letzten Regelblutung wird notiert, ebenso das Datum der Schwangerschaftsfeststellung und das errechnete Schwangerschaftsalter zum Zeitpunkt der Schwangerschaftsfeststellung. Dann wird der aus der letzten Regelblutung berechnete Entbindungstermin festgehalten. Sollte der Entbindungstermin im Verlaufe der Schwangerschaft korrigiert werden müssen, sind dafür zwei weitere Felder vorgesehen. Eventuell notwendige Kommentare können in einem gesonderten Feld darunter vermerkt werden.

Auf Seite 7 und 8

… finden Sie das sogenannte Gravidogramm. Oberhalb der Tabelle werden eingetragen:

- die Daten des zweiten Antikörpersuchtestes (24.–27. SSW),
- das Datum der evtl. durchgeführten Anti-D-Prophylaxe bei Schwangeren mit negativem Rhesusfaktor,
- die Untersuchung auf eine Gelbsuchtinfektion und
- der Vorstellungstermin in einer Geburtsklinik.

Bei jedem Untersuchungstermin werden in die Tabelle das Datum der Untersuchung, die aktuelle Schwangerschaftswoche und der Fundusstand/Symphysen-Fundus-Stand eingetragen. Weiterhin werden eingetragen:

- die Kindslage,
- das Hören der Herztöne des Kindes,
- das Spüren von Kindsbewegungen,
- das Bestehen von Ödemen (Wassereinlagerungen) und von Krampfadern (Varikosis),
- das mütterliche Gewicht,

Info

Wichtige Fachbegriffe auf den Seiten 7 und 8

Gravidogramm:	grafische Darstellung des Schwangerschaftsverlaufs
Zweiter Antikörper-Suchtest:	2. Bluttest zwischen der 24.–27. SSW zur Suche von Antikörpern im mütterlichen Blut
Anti-D-Prophylaxe:	Unterdrückung einer Antikörperproduktion bei Rhesus negativen Schwangeren
Hepatitis B:	virusbedingte Leberentzündung des Typs B
SSW ggf. Korr.:	Schwangerschaftswoche nach Korrektur
Fundusstand:	Höhe des obersten Gebärmutterteils bezogen auf das Schambein, den Nabel oder den Rippenbogen der Mutter
Fundus – Symphysen-abstand:	Abstand in cm vom Schambeinbogengelenk bis zum obersten Gebärmutterteil
systol. RR:	oberer Wert des gemessenen Blutdrucks
diast. RR:	unterer Wert des gemessenen Blutdrucks
Hb (Ery):	Blutfarbstoffwert (Anzahl der roten Blutkörperchen)
Sediment:	Untersuchung des durch Trennen gewonnenen Bodensatzes des Urins
Nitrit:	Ausscheidungsprodukt von Bakterien
Bakteriolog. Befund – Urinkultur:	Anzüchtung von Bakterien aus dem Urin

- der Blutdruck,
- der Hb (Hämoglobinwert = roter Blutfarbstoffwert),
- der Ery (Erythrozyten = rote Blutkörperchen) sowie
- der Befund der vaginalen Untersuchungen (Scheidenuntersuchung) und der Urinuntersuchung.

In die rote Spalte »Risiko – Nr. nach Katalog B« sind, entsprechend ihrem Auftreten im Schwangerschaftsverlauf, die auftretenden Befunde aus dem Katalog B (Seite 6 im Mutterpass) aufzulisten. Unter »Sonstiges/Therapie/Maßnahmen« ist noch Platz für weitere ergänzende Vermerke, wie Medikamentenverordnungen oder Bemerkungen zu Ihrem momentanen Befinden oder Beschwerden.

Auf Seite 9

... werden Besonderheiten aus dem Katalog A (Seite 5 im Mutterpass) und Katalog B (Seite 6 im Mutterpass) festgehalten. Behandlungen (Behandlungen im Krankenhaus) sollen darunter eingetragen sein. In der untersten Tabelle auf dieser Seite sollen cardiotokografische Befunde vermerkt werden, also die Befunde der »Herzton-Wehen-Kurven«-Untersuchung (siehe S. 91). Diese werden etwa ab der 28. SSW vorgenommen.

Info

Wichtige Fachbegriffe auf Seite 9

Stationär:	Klinikaufenthalt
Cardiotokografische Befunde:	Befund der Herzton-Wehen-Kurve
Rechn. SSW:	rechnerisches Schwangerschaftsalter

Auf Seite 10 und 11

... werden die Ergebnisse der erfolgten Ultraschalluntersuchungen eingetragen. Unter dem Punkt »Bemerkungen« sollen Ergebnisse von Ultraschalluntersuchungen aus der Zeit vor der 9. SSW eingetragen werden. In der Schwangerschaft sind mindestens drei Ultraschalluntersuchungen (Screening) zwingend vorgeschrieben, je eine Untersuchung zwischen der 9.–12. SSW, der 19.–22. SSW und der 29.–32. SSW (siehe S. 76).

1. Screening (9.–12.SSW):

- Datum
- aktuelle Schwangerschaftswoche (SSW)
- aktuelles Schwangerschaftsalter (eventuell nach Korrektur)
- intrauteriner Sitz
- kindliche Strukturen (Embryo)
- Herzaktion
- Einlings- oder Mehrlingsschwangerschaft
- Auffälligkeiten (zum Beispiel dorsonuchales Ödem (siehe S. 99)
- Prüfung einer zeitgerechten Entwicklung
- Konsiliaruntersuchung (ärztliche Zweitmeinung)

Biometrie I: Einer der folgenden Werte muss ermittelt werden:

- FS: Fruchtsackdurchmesser
- SSL: Scheitel-Steiß-Länge
- BPD: biparietaler Durchmesser (etwa die Entfernung von Ohr zu Ohr des Kindes)

2. Screening (19.–22.SSW):

Die erste Spalte entspricht den Einträgen des 1. Screenings. Dann folgt:

- Einling (wirklich nur ein Kind?)
- Lebenszeichen (Herzschlag?)

- Plazentalokalisation und Plazentastruktur (wo sitzt der Mutterkuchen und wie sieht dieser aus)
- zeitgerechte Entwicklung des Kindes
- Fruchtwassermenge
- körperliche Entwicklung
- Körperumriss
- fetale (kindliche) Strukturen
- Herztätigkeit
- Bewegungen des Kindes
- Ist eine weiterführende Untersuchung durch einen anderen Arzt erforderlich?

Biometrie II: Vier der folgenden Werte sollen mindestens bestimmt werden:

- BPD: Biparietaler Durchmesser (etwa die Entfernung von Ohr zu Ohr des Kindes)
- FOD: Fronto-occipitaler Durchmesser (Abstand von der Stirn zum Hinterhaupt des Kindes),
- KU: Kopfumfang
- ATD: abdomino-transversaler Durchmesser (das ist der Abstand von Rippenbogen zu Rippenbogen, etwa in Höhe des Zwerchfells)
- APD: Anterior-posteriorer Durchmesser (der Abstand vom Brustbein zur Hinterseite der Wirbelsäule)
- AU: Abdomenumfang (der Bauchumfang)
- FL: Femurlänge (Länge des Oberschenkelknochens)
- HL: Humeruslänge, (Oberarmknochenlänge)

3. Screening (29.–32.SSW):

Die 1. und 2. Spalte sind mit der des 2. Screenings identisch, nur mit dem Unterschied, dass jetzt die Lage des Kindes ebenfalls dokumentiert werden muss (Schädellage, Steißlage, Querlage). Ansonsten gleicht das 3. dem 2. Screening.

Info

Wichtige Fachbegriffe auf Seite 11

Embryo darstellbar:	Kind nachweisbar
Herzaktion:	Herzschläge des Kindes nachweisbar
V. a.:	Verdacht auf
dorsonuchales Ödem:	kindliche Nackenfalte
Konsiliaruntersuchung:	weiterführende Untersuchung durch einen zweiten Arzt
FS:	Fruchtsackdurchmesser
SSL:	kindliche Scheitel-Steiß-Länge
BPD:	Abstand von Ohr zu Ohr
Plazentalok./struktur:	Lage und Struktur des Mutterkuchens
fetale Strukturen:	kindliche Organe

Auf Seite 12

... sollen Ultraschall-Kontrolluntersuchungen nach Anlage 1 b der Mutterschafts-Richtlinien, mit Datum, Indikation, Befund, Kommentaren, Stempel und Unterschrift, vermerkt werden. Gründe (Indikationen) für eine Kontrolluntersuchung können sein:

- Überprüfung des Schwangerschaftsalters
- Kontrolle des kindlichen Wachstums
- Überwachung von Mehrlingsschwangerschaften
- Neu- oder Nachbeurteilung bei auffälligen Blutuntersuchungsbefunden der Mutter
- Kontrolle des Sitzes des Mutterkuchens (Plazenta)

Auch sind solche Untersuchungen besonders bei Blutungen aus der Gebärmutter, bei Verdacht auf fehlende Herzschläge des Kindes und dem Verdacht auf abweichende Kindslagen ab dem Beginn der 36. SSW zwingend notwendig.

Auf Seite 13

... finden Sie die Normkurve für den fetalen (kindlichen) Wachstumsverlauf. Oben links befindet sich ein kleines Diagramm für die Beurteilung des Wachstums zwischen der 6. bis 12. SSW anhand der Scheitel-Steiß-Länge. In die große Tabelle werden die im Ultraschall gemessenen Werte des BPD und des ATD entsprechend der Untersuchungswoche eingetragen. Die dicken Linien der eingezeichneten Kurven geben den Durchschnittswert an. Die 5%ige bzw. 95%ige Linie markieren die nach oben bzw. nach unten maximal tolerierbaren Abweichungen vom Mittelwert an.

Auf Seite 14

... ist Platz zum Eintragen von weiterführenden Ultraschalluntersuchungen zur Abklärung und Überwachung krankhafter Befunde. Solche Untersuchungen sollen durchgeführt werden

- bei wiederholt aufgetretenen Blutungen,
- bei gestörten Frühschwangerschaften,
- bei Frühschwangerschaften mit liegender Spirale,
- bei Gebärmuttervergrößerungen oder Eierstockgeschwülsten,
- zur Nachkontrolle von Eingriffen in der Gebärmutterhöhle,
- bei Verdacht auf Muttermundverkürzungen,
- bei vorzeitigem Blasensprung und/oder vorzeitiger Wehentätigkeit,
- zur Verlaufsbeobachtung von bestehenden Fehl- oder Missbildungen oder Erkrankungen des Kindes sowie
- bei vorzeitiger Mutterkuchenablösung.

Dopplersonografische Untersuchungen werden darunter eingetragen. Das sind spezielle Ultraschalluntersuchungen zur Beurteilung der Leistungsfähigkeit des Mutterkuchens und der kindlichen Kreislaufverhältnisse. Diese sind durchzuführen bei Verdacht auf

- ein mangelhaftes kindliches Wachstum,
- Bluthochdruckerkrankungen,
- untergewichtige Kinder oder vorangegangene Totgeburten,
- Schwangerschaftsvergiftungen,
- kindliche Fehlbildungen, Herzfehler und
- Mehrlingsschwangerschaften mit unterschiedlichem Wachstum der Kinder.

Auf Seite 15

... wird die Entbindung dokumentiert (wichtige Fachbegriffe siehe S. 70).

Auf Seite 16

... werden die bei der Nachuntersuchung (6–8 Wochen nach der Entbindung) erhobenen Befunde eingetragen.

Info

Wichtige Fachbegriffe auf Seite 16

HB:	Blutfarbstoffwert
RR:	Blutdruck
Urin Z. pos.:	Zucker im Urin nachweisbar
Urin E. pos.:	rote Blutkörperchen im Urin nachweisbar
Sediment:	Untersuchung des durch Trennung gewonnenen Bodensatzes des Urins
U3:	3. Kontroll-Untersuchung des Kindes durch den Kinderarzt, ca. 6 Wochen nach der Geburt.

Auf der letzten Seite

... sind nochmals allgemeine Hinweise vermerkt. Auch diese sollten Sie lesen!

Info

Wichtige Fachbegriffe auf Seite 15

Epikrise:	Abschlussbericht
ante partum:	vor der Geburt
Geburtsmodus s/S/vagOp:	Art der Entbindung
sp:	spontan
S:	Kaiserschnitt
vag.Op:	Vakuum oder Zangenentbindung
Kindslage SL/BEL/QL:	Lage des Kindes bei der Geburt
SL:	Schädellage
BEL:	Beckenendlage
QL:	Querlage
Apgar:	Verfahren zur Beurteilung der Zustandes der Neugeborenen nach 1, 5 und 10 min nach der Geburt
ph-Wert (Nabelarterie):	Säuregrad des kindlichen Blutes (entnommen der Nabelarterie) zur Beurteilung eines unter der Geburt eingetretenen Sauerstoffmangels
HB:	Blutfarbstoffwert
RR:	Blutdruck
Anti-Rh-Prophylaxe:	Gabe der Antikörperspritze bei Rh-Unverträglichkeit zwischen Mutter und Kind nach der Entbindung
direkter Coombstest:	Test zur Antikörperfeststellung beim Kind
entl. am:	entlassen am

Die Schwangerschaft – eine aufregende Zeit

Sie haben nun den Mutterpass erhalten. Jetzt können Sie sich ganz sicher sein, Sie sind schwanger. Sicherlich haben Sie mit Ihrem Partner schon darüber geredet, jetzt erzählen Sie es auch den Eltern und Schwiegereltern, Freunden, Nachbarn, Bekannten und ggf. Ihren Kollegen. Man wird Ihnen gratulieren und sich mit Ihnen freuen. Alle meinen nun, Ihnen Ratschläge geben zu müssen. Ob Sie es hören wollen oder nicht: Ihnen werden Erfahrungen (oftmals Schauergeschichten) anderer übermittelt und Sie werden mit vermeintlich bewährten Verhaltensregeln überhäuft. Viele Gespräche werden nun darüber geführt, ob Dieses oder Jenes richtig, falsch, gefährlich, notwendig, erforderlich oder vermeidbar ist. Man wird auch Ihnen mit Sicherheit erzählen wollen, dass Ihr Bauch zu groß oder zu klein ist, zu spitz geformt ist oder zu tief hängt. Man wird Sie fragen, ob das bei dem großen Bauch auch wirklich nur ein Kind ist, und Sie mit der Frage nerven, ob es ein Mädchen oder ein Junge wird, ob Sie schon einen Namen haben etc.

Glauben Sie nicht alles, was Ihnen erzählt wird! Die Ansichten und Meinungen über Schwangerschaft, Geburt und Wochenbett sind vielfältig und oft durch jeweils persönliche Ansichten und Erlebnisse verklärt!

Bleiben Sie kritisch!

Bitte betrachten Sie auch kritisch die Tipps und Hinweise der alternativen Medizin. Die oft schon kleinkindliche Sprache, der heiter-fröhlich-optimistisch-einlullende Stil in Informationsmaterialien zu Schwangerschaft, Geburt und Wochenbett sind auffallend und stehen im völligen Gegensatz zu dem Informationsbedürfnis einer modernen Frau von heute. Das bewusste Verdrängen von möglichen Problemen in diesen Zeitschriften und die Nichtmitteilung von objektiven Informationen nach dem heutigen Wissensstand sind teilweise erschreckend! Kein anderer medizinischer Fachbereich unterliegt so stark Modeerscheinungen, Trends und persönlichen Auffassungen wie die Schwangerschafts- und Geburtsmedizin.

Nehmen Sie die Vorsorgetermine wahr

Eine Schwangerschaft ist sicherlich keine Krankheit, aber man kann durchaus in einer Schwangerschaft erkranken. Es ist ein Verdienst der hochentwickelten Geburtsmedizin, dass sich heute jede Frau während einer Schwangerschaft, unter der Geburt und im Wochenbett in großer Sicherheit wähnen kann. Die Schwangerschaftsvorsorge gibt es seit mehr als 100 Jahren und sie ist eine der ältesten Vorsorgeuntersuchungen überhaupt. Vorrangiges Ziel dabei ist es, Risikoschwangerschaften und Risikogeburten frühzeitig zu erkennen, um eine optimale Behandlung zu gewährleisten.

Eine ausführliche, persönliche Beratung und vor allem eine Erklärung aller erhobenen Befunde sowie die Beschreibung der damit verbundenen Tragweite, muss die unverzichtbare Basis des Arzt-Patienten-Verhältnisses sein! Dabei ist es wichtig, dass die Gespräche mit Ihrem Arzt nicht einseitig verlaufen, sondern besonders Ihre Fragen beantwortet werden.

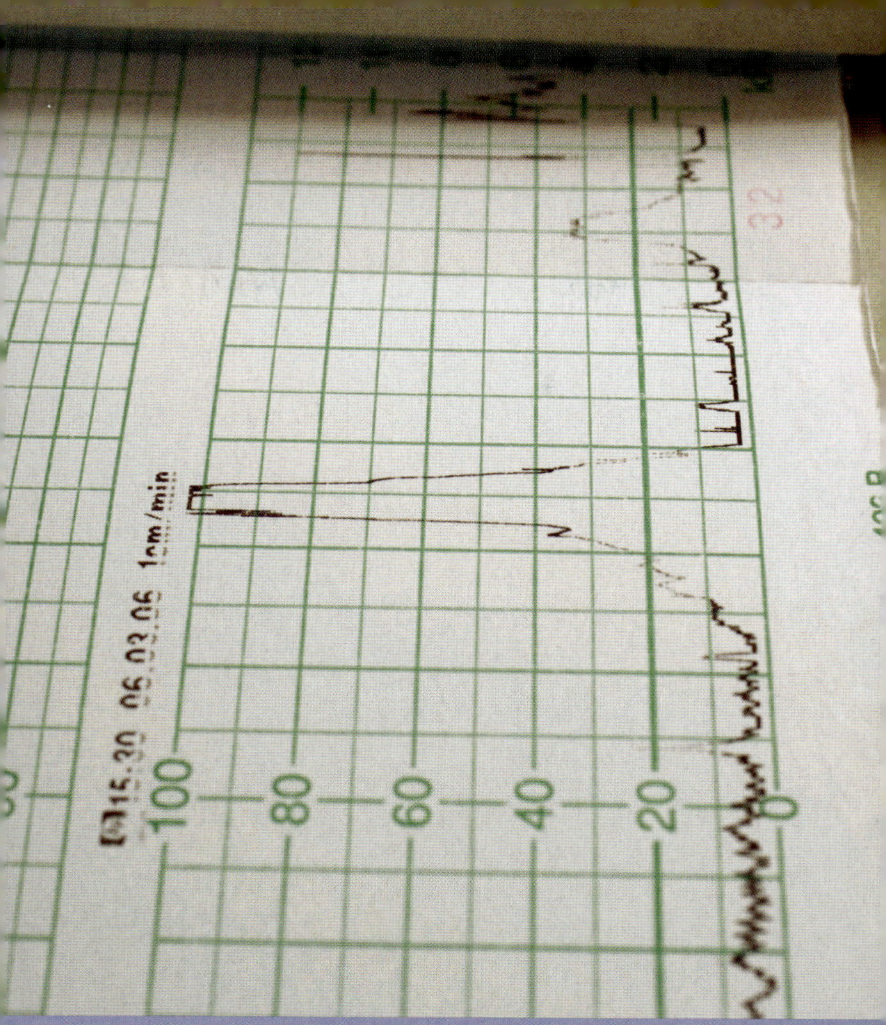

Die Untersuchungen – Routine- und Spezialdiagnostik

Regelmäßige Besuche bei Ihrem Frauenarzt gehören von nun an einfach dazu. Nutzen Sie dieses Angebot, damit Sie die Schwangerschaft sorgenfrei genießen können. Mit besonderen Untersuchungen können Risiken und Probleme frühzeitig erkannt und behandelt werden.

Alles wird Routine

Ihr Frauenarzt wird nun mit Ihnen besprechen, wie die weiteren Vorsorgeuntersuchungen in Ihrer Schwangerschaft geplant sind:

- Bis zur ca. 28. SSW sollten Sie sich etwa alle vier Wochen vorstellen.
- Ab der 28. SSW kommen Sie durchschnittlich alle 14 Tage in die Praxis.
- Die letzten vier Wochen vor dem Geburtstermin werden Sie noch häufiger einbestellt.

Sollten Komplikationen auftreten, dann werden Sie weit häufiger in die Praxis gehen müssen. Ihr Frauenarzt wird Sie bitten, sich bei Ihm jederzeit zu melden, sollten irgendwelche Probleme auftreten. Ebenso wird er sich bei Ihnen melden, wenn bei Ihren Laboruntersuchungen auffällige Befunde erhoben wurden.

EINE FRAGE

Kann ich meinen Frauenarzt auch telefonisch konsultieren?

Ja, natürlich! Sicherlich kennen Sie das: Vor lauter Begeisterung über den ersten Ultraschall oder Erleichterung darüber, dass alles in Ordnung ist, waren Sie in der Praxis ganz sprachlos. Kaum sind Sie von Ihrem Arztbesuch nach Hause gekommen, fallen Ihnen noch einige Fragen ein, die Ihnen in der Praxis entfallen waren. Scheuen Sie sich nicht: Rufen Sie in der Praxis an.

Erklären Sie der Sprechstundenhilfe, dass Sie gerade in der Praxis waren, nun aber doch noch einige Fragen haben. Sie werden einen Telefontermin bekommen, an dem Sie mit Ihrem Arzt noch einmal sprechen können. Notieren Sie sich hierfür alle wichtigen Fragen.

Bei allen weiteren regelmäßigen Untersuchungen in Ihrer Schwangerschaft wird ein festes Programm von Untersuchungen durchgeführt:

- Gewichtskontrolle
- Blutdruckmessung
- Blutentnahme (Bestimmung des Hb-Wertes)
- Urinuntersuchung
- Ärztliche (äußerliche) Untersuchung:
  - Gebärmutterstand (Fundusstand)
  - Vorhandensein kindlicher Herzschläge (Die kindlichen Herztöne sind ab der 20. SSW mit dem Hörrohr hörbar, mit elektronischen Geräten bereits weit vorher. Eine Kontrolle mit der Herztonkurve (siehe S. 88) erfolgt aber meistens erst ab der ca. 28. SSW.)
  - Lage Ihres Kindes
- In Ausnahmen: vaginale Untersuchung. Eine vaginale Untersuchung ist eigentlich nur im Rahmen der ersten Vorsorgeuntersuchung zwingend notwendig. Weitere derartige Untersuchungen sind nicht unbedingt erforderlich oder vorgeschrieben; sie haben sich aber häufig eingebürgert. Dabei ist zu bedenken, dass jede Untersuchung durch die Scheide zu Infektionen führen kann, zumindest aber das normale Scheidenmilieu in einer Art und Weise stören kann, dass eine Scheideninfektion begünstigt wird. Solche Infektionen können mit eine Ursache für einen vorzeitigen Blasensprung und/oder eine Frühgeburt sein. Daher sollte man mit regelmäßigen Scheidenuntersuchungen bei jeder Vorsorgeuntersuchung eher zurückhaltend sein. Es sollte nur untersucht werden, wenn es dafür einen Grund gibt, oder Sie als Schwangere das ausdrücklich wünschen. Sie brauchen keine Sorge zu haben, dass sich Ihr Muttermund von Ihnen unbemerkt – also still und leise – öffnet. Das ist sehr unwahrscheinlich.

GUT ZU WISSEN

Besondere Untersuchungen im Rahmen der Routine

2. Antikörpersuchtest

Zwischen der **24.–27. SSW** wird der 2. Antikörpersuchtest durchgeführt. Sind bei Rhesus negativen Frauen keine Antikörper nachweisbar, ist in der 28.–30. SSW erneut eine Gabe eines Anti-D-Immunglobulins (Antikörper-Spritze) notwendig.

Gelbsucht

Nach der **32. SSW** erfolgt erneut eine Blutentnahme zur Bestimmung des HBs-Antigens (Hepatitis – Gelbsucht – B-Oberflächen-Antigen). Man geht davon aus, dass etwa eine von 200 schwangeren Frauen ein positives Ergebnis hat. Bei einer akuten infektiösen Gelbsucht-B-Infektion in der Schwangerschaft ist ein Schwangerschaftsabbruch nicht gerechtfertigt, da Fehlbildungen nicht häufiger vorkommen als sonst auch. Die Frühgeburten-Rate steigt aber um das Dreifache an. Neugeborene von positiv getesteten HBsAG-Müttern werden innerhalb von 12 Stunden nach der Geburt geimpft. Der Impfschutz wird durch eine zweite bzw. dritte Impfdosis vervollständigt.

Die Ultraschalluntersuchungen

Diese Untersuchungen werden mit folgenden Zielen durchgeführt:

- Bestimmung des Schwangerschaftsalters
- Überwachung der Entwicklung
- Frühzeitiges Erkennen von Fehlbildungen
- Frühzeitiges Erkennen von Mehrlingsschwangerschaften

Drei Ultraschalluntersuchungen sind gesetzlich vorgeschrieben:

- zwischen der 9.–12. SSW
- zwischen der 19.–22. SSW
- zwischen der 29.–32. SSW

Darüber hinaus können und sollen Kontrolluntersuchungen durchgeführt werden, wenn bestimmte Anzeichen für gestörte Schwangerschaftsverläufe vorliegen oder krankhafte Befunde während der Schwangerschaftsvorsorge erhoben werden.

Dabei kann jeder niedergelassene Frauenarzt normale Ultraschalluntersuchungen durchführen. Sie selbst sollten mehr als nur ein Schneegestöber auf dem Bildschirm erkennen können. Ihnen gezeigte kindliche Strukturen müssen bei modernen und heute üblichen Ultraschallgeräten deutlich erkennbar sein – auch für Sie als Laie! Ist das nicht der Fall, so sprechen Sie Ihren Arzt darauf an oder scheuen Sie sich nicht, den Arzt zu wechseln. Bei auffälligen Befunden wird Sie Ihr Arzt an ein Zentrum überweisen, das auf die Diagnostik und Therapie vorgeburtlicher kindlicher Erkrankungen spezialisiert ist. Dabei greift ein Mehrstufenkonzept der Ultraschalluntersuchungen von der **De**utschen **G**esellschaft für **U**ltraschall in der **M**edizin (DEGUM I bis III), dass die Ärzte entsprechend ihrer Zusatzqualifikation kennzeichnet.

Kindsbewegungen

Im Laufe der Schwangerschaft können Sie die Bewegungen Ihres Kindes spüren, bei den Ultraschalluntersuchungen können Sie sogar einiges sehen. Lebhafte Kindesbewegungen gelten als Zeichen kindlichen Wohlbefindens.

- Die ersten Kindsbewegungen sind nach der **6. SSW** im Ultraschall als schnelle, ruckartige Bewegungen zu sehen.
- Ab der **8. SSW** sind diese Bewegungen regelmäßig und anhaltend. Daneben treten auch schon Arm- und Beinbewegungen und dem Schluckauf ähnliche Bewegungen auf.
- Ab der **10. SSW** sind Atembewegungen, Kopfbewegungen und Streckbewegungen der Wirbelsäule zu beobachten. Danach kommt es zum Mundöffnen, Kopfbeugen und den gesamten

Körper umfassende Dehnbewegungen, ebenso zum Gähnen, zu Saug- und Schluckbewegungen.

- Gemeinsame Bewegungen des Kopfes, der Gliedmaßen und des gesamten Körpers treten nach der **12. SSW** auf.
- Augenbewegungen sind bereits ab der **16. SSW** im Ultraschall zu erkennen.
- Das Daumenlutschen und atmungsähnliche Bewegungen treten nach der 24. SSW auf.
- Zwischen der **21. bis 31. SSW** sind rollende Bewegungen mit Drehungen um die Längsachse häufig.

EINE FRAGE

Kann man aus den spürbaren Kindsbewegungen einen Rückschluss auf das Befinden des Kindes ziehen?

Eine Abnahme oder sogar das Aufhören der Kindsbewegungen gilt als ein schlechtes Zeichen und kann eine Gefährdung des Kindes anzeigen. Mit dem Zählen von Kindsbewegungen ist daher eine grobe Beurteilung des kindlichen Befindens möglich.

Dabei sollten Sie jeden Tag ab einer bestimmten Uhrzeit am Morgen zehn Kindsbewegungen abwarten und sich die Uhrzeit bei der zehnten Kindsbewegung notieren. Dem Kind geht es mit großer Wahrscheinlichkeit gut, wenn keine 10 Stunden zwischen der ersten und zehnten für Sie spürbaren Kindsbewegung vergangen sind. Wird die Zeitspanne von Tag zu Tag aber immer größer oder vergeht plötzlich doppelt so viel Zeit wie an den vorherigen Tagen, sollten Sie Ihren Frauenarzt aufsuchen.

Bei den regelmäßigen, ruckartigen, zum Teil sogar als schmerzhaft empfundenen Bewegungen, die meist erst nach der 28. SSW auftreten, handelt es sich tatsächlich um Zwerchfellkontraktionen. Man geht davon aus, dass das Kind seine Atemhilfsmuskulatur trainiert. Das gilt als Zeichen für ein kindliches Wohlbefinden, da für diese Kontraktionen sehr viel Energie benötigt wird. Dies ist also ein Anzeichen für eine optimale Versorgung des Kindes.

- Nach der **32. SSW** ist ein Ausstrecken der Beine durch den einsetzenden Platzmangel nicht mehr möglich. Danach nehmen die Kinder durch eine letzte Wendung die durch die Gebärmutterform bevorzugte Schädellage ein.

Ultraschalluntersuchungen schaden Ihrem Kind nicht

Nach allem, was man heute weiß, schaden Ultraschalluntersuchungen dem ungeborenen Kind nicht. Oft genug ist versucht worden, dem Ultraschall Nebenwirkungen nachzuweisen. Selbst die laut einer Studie gefundene Häufung von späteren »Linkshändern«, konnte nicht bestätigt werden.

Die 1. Ultraschalluntersuchung zwischen der 9. und 12. SSW

Die erste Ultraschalluntersuchung ist für Sie als werdende Mutter etwas ganz Besonderes. Sie sehen zum ersten Mal Ihr Kind! Viele Schwangere bringen jetzt ihren Partner mit in die Praxis. Diesen wertvollen Augenblick möchten Sie sicherlich mit ihm teilen. Bei dieser Untersuchung achtet Ihr Arzt besonders auf Folgendes:

- Ort des Kindes in der Gebärmutter
- Herzschläge
- Schwangerschaftsalter (FS, SSL, BPD, siehe S. 67)
- Ausschluss einer Fehlgeburt und von Fehlentwicklungen (Kindliche Nackenfalte, siehe S. 99)
- Sicheres Erkennen von Mehrlingsschwangerschaften
- Genitalorgane auf evtl. Abweichungen

Oft ist zur Beantwortung dieser Fragen auch eine vaginale Untersuchung, also eine Ultraschalluntersuchung durch die Scheide, erforderlich.

Mehrlingsschwangerschaften

Ganz besondere Aufmerksamkeit wird Ihnen gewidmet, wenn Sie mehrere Kinder austragen. Eine Zwillingsschwangerschaft kommt auf 85 Schwangerschaften, eine Drillingsschwangerschaft auf 7225 Schwangerschaften und eine Vierlingsschwangerschaft auf 614.125 Schwangerschaften. Durch die Methoden der modernen Kinderwunschbehandlung ist die Zahl der Mehrlingsschwangerschaften angestiegen. Allerdings weiß man von Ultraschalluntersuchungen, dass bis zu 5% aller Schwangerschaften als Zwillingsschwangerschaften beginnen, aber viele dieser Schwangerschaften sehr frühzeitig als Fehlgeburt oder aber auch als normale Einlingsgeburt enden. Behalten Sie diese frohe Botschaft lieber noch etwas für sich, bis Sie sich sicher sein können, dass beide Kinder ihren festen Platz in der Gebärmutter gefunden haben.

Die besonderen Risiken bei Mehrlingsschwangerschaften liegen

- in der erhöhten Zahl von Fehlgeburten,
- dem Auftreten von Frühgeburten,
- kindlichen Mangelentwicklungen und
- Geburtskomplikationen.

Die Betreuung einer Mehrlingsschwangerschaft erfordert daher von Ihrem Arzt eine besondere Aufmerksamkeit. In Abhängigkeit von der Kinderzahl bei Mehrlingsschwangerschaften (Drillings-, Vierlings-, Fünflingsschwangerschaften) steigen die Risiken für die werdende Mutter, die ungeborenen Kinder und die Neugeborenen deutlich an.

Vorrangige Ziele der intensiven Betreuung sind

- die Vermeidung von Frühgeburten,
- die Erkennung von kindlichen Mangelentwicklungen und
- die Erkennung eines ungleichmäßigen Wachstums der Kinder.

GUT ZU WISSEN

Sind Zwillinge eineiig oder zweieiig?

Von **eineiigen** Zwillingen (monozygot) spricht man, wenn aus einer befruchteten Eizelle durch Teilung zwei genetisch identische Kinder entstehen. Sie sind daher auch immer gleichgeschlechtlich.

Zweieiige Zwillinge (dizygot) entstehen, wenn zwei Eizellen befruchtet werden. Die Kinder sind daher nicht genetisch identisch und können unterschiedlichen Geschlechtes sein.

Die Zahl eineiiger Zwillinge ist seit Jahren nahezu konstant. Dagegen steigt die Zahl zweieiiger Zwillinge mit dem mütterlichen Alter und der Anzahl der bereits geborenen Kinder.

Besondere Eltern

Wie auch bei einer Einlingsschwangerschaft werden Sie als Schwangere mit Zwillingen oder sogar noch mehr Kindern mit Tipps, Ratschlägen und den üblichen Schauergeschichten überhäuft. Aber keine Sorge, die meisten Zwillingsschwangerschaften und -geburten verlaufen heute dank der guten medizinischen Betreuung und Überwachung komplikationslos. Nehmen Sie unbedingt alle Untersuchungstermine bei Ihrem Arzt wahr, auch wenn Sie selber das Gefühl haben, es ist doch alles in Ordnung. So manche Rückenschmerzen haben sich schon als vorzeitige Wehen entpuppt, denn Zwillinge haben es manchmal sehr eilig! Nicht selten wollen sie schon vor der 35. Woche auf die Welt kommen und werden dann in der Kinderklinik aufgepäppelt. Freuen Sie sich auf das besondere Glück und informieren Sie sich bei erfahrenen Zwillingseltern, wie Sie mit dem Kindersegen fertig werden (siehe Anhang 192).

Die 2. Ultraschalluntersuchung zwischen der 19. und 22. SSW

Die Untersuchung in diesem Schwangerschaftsalter dient vorrangig dazu, Fehlbildungen des Kindes auszuschließen. Außerdem kann das nun ermittelte Schwangerschaftsalter mit dem bei der ersten Routineuntersuchung ermittelten Alter abgeglichen werden, um zu beurteilen, ob sich Ihr Kind zeitgerecht entwickelt. Bei der Untersuchung wird Ihr Arzt auf Folgendes achten:

Die Plazenta (der Mutterkuchen)

Entsprechend der Lokalisation der Plazenta unterscheidet man verschiedene Lagen, z.B. eine Vorderwand-, eine Hinterwand-, oder eine Seitenwandplazenta.

Man unterscheidet drei verschiedene Strukturen:

- Grad I: Der Mutterkuchen ist sehr gleichmäßig strukturiert, und Verdichtungen fehlen.
- Grad II: Die Plazenta ist ungleichmäßig strukturiert und Verdichtungen sind als weiße Aufhellungszonen sichtbar.
- Grad III: Die Verdichtungen sind girlandenartig angereiht, der Mutterkuchen erscheint in einzelne Abschnitte aufgegliedert. Man spricht hier von Plazenta-Infarkten, Verschlüssen von Blutgefäßen durch echte Blutgerinnsel. Aber erst bei sehr großer Ausdehnung kann die Mutterkuchenfunktion derart stark eingeschränkt werden, dass das Wachstum des Kindes dadurch verzögert wird. Häufig werden diese Infarkte auch bei Schwangerschaftsvergiftungen beobachtet.

Einschätzung der Fruchtwassermenge

Die Einschätzung der Fruchtwassermenge ist schwierig und sehr von der Erfahrung des untersuchenden Arztes abhängig.

- **Zu viel Fruchtwasser** nennt man Hydramnion. Man vermutet, dass entweder zu viel Fruchtwasser gebildet wird oder die Aufnahme des Fruchtwassers durch das Kind oder die Eihäute gestört ist. Ursache dafür kann eine mütterliche Zuckerkrankheit oder Nierenerkrankung sein. Auch bei kindlichen Fehlbildungen, bei denen die Kinder das Fruchtwasser nicht trinken können (wie zum Beispiel beim Wolfsrachen oder beim Fehlen der Speiseröhre), aber auch bei einem »offenen Rücken«, kann die Fruchtwassermenge vermehrt sein. Auch ein seltener Tumor im Mutterkuchen, das sogenannte Chorangiom, bildet vermehrt Fruchtwasser.
- **Zu wenig Fruchtwasser** nennt man Oligohydramnie. Ursachen hierfür können kindliche Nierenfehlbildungen oder sogar das Fehlen der Nieren, eine Unterfunktion des Mutterkuchens oder ein unbemerkt gebliebener Blasensprung sein. Im Extremfall ist manchmal sogar überhaupt kein Fruchtwasser mehr nachweisbar. Das kann zu Verbiegungen der kindlichen Extremitäten oder einem kindlichen Schiefhals führen.

EINE FRAGE

Was ist eigentlich Fruchtwasser und wozu dient es?

Das Fruchtwasser ist eine in der Frühschwangerschaft gelbliche, später dann weißlich klare Flüssigkeit. In der 9. SSW sind ca. 5–10 ml vorhanden. Bis zur 36. SSW steigt die Fruchtwassermenge auf ca. 1000 ml an. Das Fruchtwasser erneuert sich immer wieder.

Das Fruchtwasser dient dem Austausch von verschiedenen Substanzen zwischen Mutter und Kind. Außerdem bietet das Fruchtwasser einen sicheren Platz für die Bewegung und das Wachstum des Kindes. Weiterhin schützt es das Ungeborene vor der Austrocknung, vor Temperaturschwankungen und es dient auch als notwendiges Druckpolster für die Nabelschnur und die Mutterkuchengefäße.

Die Kindsbewegungen

Ein Kind sollte sich während der Ultraschalluntersuchung innerhalb von 10 Minuten auf jeden Fall bewegen. Dabei kann es sich allerdings um kleine Bewegungen handeln, die Sie selber nicht spüren können (vergleiche S.77).

Welche Fehlbildungen sollen bei dieser zweiten Ultraschalluntersuchung ausgeschlossen werden?

- Zunächst soll der Körperumriss beurteilt werden, dabei besonders die Form des Hinterhauptes und das Gesichtsprofil. Bei Begutachten des Gesichtes achtet Ihr Arzt besonders auf Fehlbildungen im Lippen-Kiefer-Gaumenbereich. Ein Spalt kann mit weiteren Fehlbildungen in Zusammenhang stehen. Die **Wirbelsäule** hat eine besondere Funktion, da sie das Rückenmark schützt. Daher sollte die Wirbelsäule geschlossen sein. Bleibt sie offen (etwa 0,1 % aller Neugeborenen), so spricht Ihr Arzt von einem »offenen Rücken« (Spina bifida). Als Folge des offenen Rückens kann der Wasserhaushalt des Köpfchens gestört sein, möglicherweise entsteht ein Wasserkopf (Hydrocephalus). Werden solche Störungen frühzeitig erkannt, wird Ihr Arzt Sie an eine Klinik überweisen, die viel Erfahrung mit der Operation von Neugeborenen hat.
- Die **Organe** des Kindes werden genau untersucht:
  - **Herz und Lunge.** Am Herzen sollen vier Kammern zu sehen sein, die Klappenfunktionen sollten gleichmäßig erfolgen und die Herzachse gerade sein. Auch die Körperschlagader und die Lungenschlagader können bereits genau untersucht werden. Das Herz sollte sich bei den Herzschlag-Bewegungen nicht drehen. Die Entwicklung des Herzens ist sehr kompliziert, daher ist ein Herzfehler auch die häufigste körperliche Behinderung (etwa 0,7 bis 0,8 % aller Neugeborenen), mit der ein Baby auf die Welt kommt. Heute ist es oft möglich, einen

im Mutterleib erkannten Herzfehler noch vor der Geburt zu behandeln. Ihr Arzt wird Sie an eine Spezialklinik überweisen.

- **Magen.** Ist der Magen zu sehen, besser die Magenblase, kann das Kind Fruchtwasser trinken. Dazu ist eine Speiseröhre notwendig und auch ein funktionsfähiger Nasen-Rachen-Raum. Der Magen darf nicht zu stark gefüllt sein, sonst könnte ein Abflusshindernis vorliegen.
- **Blase, Nieren.** Bereits etwa ab der 16. SSW trinkt das Ungeborene Fruchtwasser und scheidet es wieder aus. Ist die Harnblase mit Urin gefüllt, funktioniert mindestens eine der beiden kindlichen Nieren. Bei den Nieren achtet Ihr Arzt darauf, dass kein Stau des Urins im Nierenbecken vorhanden ist und die Nierenstruktur normal aussieht. Mit Wasser gefüllte Hohlräume im Nierengewebe sollten nicht vorhanden sein. Eine Erweiterung des kindlichen Nierenbeckens muss eben-

EINE FRAGE

Soll man Nabelschnurblut konservieren lassen?

Die Eigenkonservierung von Nabelschnurblut wird kontrovers diskutiert.

Die Befürworter gehen davon aus, dass sich im Nabelschnurblut Stammzellen des Kindes befinden, die viele Entwicklungsmöglichkeiten in sich tragen. Möglicherweise lassen sich in Zukunft spezielle Gewebe zur Behandlung schwerer Erkrankungen daraus züchten. Hauptargument der Kritiker ist, dass diese möglicherweise die Disposition zur Entwicklung der Erkrankung schon in sich tragen und im Kindesalter sowieso äußerst selten Stammzellen benötigt werden. Die Nutzung zur Therapie von Erkrankung im Erwachsenenalter sind spekulativ. Die Kosten für die Eigenkonservierung von Nabelschnurblut betragen 2000 bis 2500 Euro und werden von der Krankenkasse im Regelfall nicht erstattet.

falls ausgeschlossen werden, da ansonsten der Urinstau die kindlichen Nieren schädigen kann.

- **Zwerchfell.** Das Zwerchfell wird genau kontrolliert, denn bei einem Defekt sollte das Kind in einer Klinik entbunden werden, wo man ihm sofort helfen kann.
- **Nabelschnuransatz.** Der Ansatz der Nabelschnur wird überprüft, um einen Nabelbruch bei dem ungeborenen Kind nicht zu übersehen.

Die 3. Ultraschalluntersuchung zwischen der 29. und 32. SSW

Bei der Untersuchung in diesem Schwangerschaftsalter geht es vorrangig um die Beurteilung des kindlichen Wachstums. Ebenso sollen die Kindslage, Haltung und Einstellung beurteilt und der endgültige Mutterkuchensitz festgestellt werden. Der bereits im Rahmen der zweiten Routineuntersuchung durchgeführte Fehlbildungsausschluss, die Beurteilung der Mutterkuchenstruktur und die der Fruchtwassermenge werden jetzt noch einmal wiederholt. Um das normale Wachstum sicher überprüfen zu können, muss das im Ultraschall ermittelte Schwangerschaftsalter erneut mit dem rechnerischen Schwangerschaftsalter abgeglichen werden.

Bei der Lage des Kindes unterscheidet man grundsätzlich drei Möglichkeiten:

- Die **Längslage** kann eine Schädellage (der Kopf liegt in Richtung des mütterlichen Beckens), oder eine Steiß- oder Beckenendlage (der Steiß des Kindes liegt in Richtung des mütterlichen Beckens) sein. Liegt der Rücken des Kindes dabei in Richtung Ihrer linken Körperseite spricht man von einer I. Lage; ist er zu Ihrer rechten Körperseite gedreht von einer II. Lage.

- Bei der **Schräglage** ist die Längsachse schräg zur Gebärmutterachse ausgerichtet, sodass weder der Kopf noch der Steiß vor dem mütterlichen Beckeneingang liegen, aber einer dieser beiden Kindsteile sich in unmittelbarer Nähe des mütterlichen Beckeneinganges befindet.
- Eine **Querlage** liegt dann vor, wenn weder der Kopf noch der Steiß im mütterlichen Becken liegt. Liegt der Kopf links, ist es eine I. Querlage, liegt der Kopf rechts, eine II. Querlage. Dabei kann der Rücken des Kindes – er verläuft hier quer zur Körperachse der Schwangeren – nach unten, oben, vorn oder hinten gedreht sein.

Bei Beckenendlagen, aber auch bei Querlagen, kann die Ultraschallausmessung erschwert oder sogar irreführend sein. Bei Beckenendlagen ist der Kopf auf Grund der Gebärmutterform oft sehr lang und schmal. Der Abstand von Ohr zu Ohr erscheint dann zu klein und der Abstand von der Stirn zum Hinterhaupt zu lang. Dadurch können Wachstumsverzögerungen vorgetäuscht werden und die ermittelten sonographischen Gewichtsschätzungen sind dann zu niedrig.

Die Haltung und Einstellung des Kindes

Unter Haltung versteht man die Beziehung der einzelnen Kindesteile zueinander. Es gibt eine Haltung des Kopfes, der Beine und Arme. Am wichtigsten ist die Haltung des Kopfes zum mütterlichen Becken. Regelgerecht ist die Haltung dann, wenn der Kopf des Kindes tief gebeugt ist, also das Kinn auf die Brust gelegt ist. Nur so kann das Kind die oberen Abschnitte der Geburtswege passieren. Die Einstellung dagegen gibt an, welcher Teil des Kindes in dem Geburtsweg vorangeht, also eingestellt ist; normalerweise ist es der Kopf, genauer der Hinterkopf. Aber auch das Vorderhaupt, die Stirn oder das Gesicht des Kindes können eingestellt sein. Bei Beckenendlagen kann der Steiß allein, der Steiß und die Füße, der

Steiß und ein Fuß, ein Fuß oder beide Füße, ein oder beide Knie(e) eingestellt sein. Bei Querlagen wird die Schulter eingestellt.

Weitere Ultraschalluntersuchungen

Gründe für mehr als die mindestens drei Ultraschalluntersuchungen durch Ihren Frauenarzt oder einen Facharzt eines speziellen Zentrums können sein:

- eine Sicherung des Schwangerschaftsalters,
- eine Kontrolle des kindlichen Wachstums,
- die Überwachung von Mehrlingsschwangerschaften,
- die Kontrolle des Mutterkuchensitzes,
- das erstmalige Auftreten von Blutungen aus der Gebärmutter,
- der Verdacht auf ein mögliches Absterben des Kindes sowie
- der Verdacht von Lageanomalien ab der 36. SSW.

Das CTG – Die Herzton-Wehenkurve

Sicherlich kennen Sie das Geräusch des CTG (Cardiotokografie, Herztonwehenschreibung) schon aus früheren Besuchen bei Ihrem Frauenarzt: ein gleichmäßiges Rauschen, unterbrochen von den pochenden Herztönen des Kindes. Mit dieser für Sie und Ihr Kind harmlosen Untersuchung kann Ihr Arzt den Zustand Ihres Kindes gut beurteilen und gleichzeitig auch die Tätigkeiten Ihrer Gebärmutter, die Sie möglicherweise noch gar nicht wahrnehmen, registrieren. Ab der **26. SSW** ist eine CTG-Untersuchung Ihres Kindes sinnvoll, da zu diesem Zeitpunkt Ihr Kind die Überlebensfähigkeit außerhalb des Mutterleibes erreicht hat.

AN WAS SIE DENKEN SOLLTEN

Nehmen Sie sich Zeit mit!

Stellen Sie sich darauf ein, dass die Arztbesuche ab jetzt etwas länger dauern, denn ein CTG dauert etwa 30 Minuten. In der Regel werden die Herztöne und die Wehentätigkeit in folgenden Abständen kontrolliert:

- ab der 26–28. SSW alle zwei Wochen
- in den letzten vier Wochen vor der Geburt wöchentlich
- bei Terminüberschreitungen in zweitägigem Abstand (bei besonderem Bedarf sogar noch häufiger)

Die Wehenkurve

Eine einfache Sonde auf Ihrer Bauchdecke registriert alle Veränderungen des Spannungszustandes der Gebärmuttermuskulatur. Die Wehen machen sich mit relativ hohen Ausschlägen auf dem Wehenschreiber bemerkbar, aber Vorsicht, die Höhe der Ausschläge sagt nichts über die Wehenstärke aus! Nur der zeitliche Abstand, d.h. die Regelmäßigkeit, kann hier beurteilt werden.

Es können verschiedene Arten von Wehen auftreten:

- Recht häufig findet man sogenannte **Alvarez-Wellen**, das sind für Sie nicht spürbare Veränderungen der Gebärmuttermuskelspannung. Auf der Wehenkurve sind kleine Wellen zu beobachten, also regelmäßige, anhaltende, häufige Ausschläge. Sie sind Ausdruck für ein Arbeiten der Gebärmuskulatur und werden durch Kindsbewegungen oder körperliche Aktivitäten der Mutter ausgelöst.
- Diese Alvarez-Wellen können sich »hochschaukeln«, sodass plötzlich eine für Sie spürbare Verhärtung der Gebärmutter

einsetzt, wobei keine Schmerzen auftreten dürfen. Das nennt Ihr Frauenarzt eine **Braxton-Hicks-Kontraktion**. Ob diese besonderen Wehenformen eine Wirkung auf den Muttermund haben, ist individuell sehr unterschiedlich und kann nur durch eine Abtastung des Muttermundes abgeklärt werden. Allgemein werden diese Wehenformen für normal angesehen und als »Gebärmutter-Training« gedeutet. Bis zu 10 dieser spürbaren, aber schmerzfreien Wehen innerhalb von 24 Stunden gelten als normal!

EINE FRAGE

Wann geht es los?

Sollten Sie mehr als drei regelmäßig auftretende, schmerzhafte Wehen innerhalb von 30 Minuten haben, lassen Sie sich in eine Klinik bringen.

- **Senkwehen** können 3–4 Wochen vor dem Geburtstermin auftreten. Das sind unregelmäßige, mehr oder minder spürbare Gebärmutterkontraktionen, die den kindlichen Kopf in Richtung mütterlichen Beckeneingang führen. Das Kind senkt sich in Ihrem Bauch.
- **Vorwehen** sind unregelmäßige Wehen in den letzten Wochen der Schwangerschaft, sie werden mit zunehmender Terminnähe oft häufiger. Die Vorwehen werden als Stellwehen angesehen – der Kopf des Kindes wird mehr oder weniger fest in den Beckeneingang der Mutter »eingestellt«.
- **Eröffnungswehen** dagegen sind regelmäßige und schmerzhafte Gebärmutterkontraktionen, die zur Eröffnung des Muttermundes führen. Anfangs treten sie etwa alle zehn Minuten auf, später bis zu drei Mal innerhalb von 10 Minuten.

Die Herztonkurve

Wenn Ihr Arzt die Herztöne Ihres Kindes registriert, achtet er auf zwei Dinge:

- durchschnittliche Anzahl der Herzschläge pro Minute
- langfristige und kurzfristige Veränderungen der Herzfrequenz

Zahl der Herzschläge

Die normale Zahl von Herzschlägen des Kindes liegt zwischen 110 und 150 Schlägen pro Minute. Dabei kann es Abweichungen nach oben und unten aus verschiedenen Gründen geben.

Tachykardie: Wenn länger als 10 Minuten mehr als 150 Herzschläge pro Minute gezählt werden, spricht man von einer Tachykardie. Sie kann Ausdruck einer kindlichen Gefährdung (ein Frequenzanstieg geht einem Abfall der Herzfrequenz häufig voraus) sein, findet sich aber auch zum Beispiel bei mütterlichem Fieber. Eine Temperaturerhöhung um 1° C bei der Mutter führt zu einer Zunahme der kindlichen Herzfrequenz von etwa 20 Schlägen pro Minute.

Bradykardie: Liegt die Herzfrequenz Ihres Kindes länger als 3 Minuten unterhalb von 110 Schlägen pro Minute, spricht man von einer Bradykardie. Ursache kann beispielsweise das Vena-Cava-Kompressions-Syndrom sein.
Auch kindliche Ursachen können zu einem Herztonabfall führen, zum Beispiel eine Störung im Herzen des Kindes oder Hirnerkrankungen. Am häufigsten wird aber ein **Sauerstoffmangel** des Kindes für Herztonabfälle verantwortlich sein. Dabei ist die aufgezeichnete Herztonkurve sehr schmal und eng, also die kurzfristigen Schwankungen der kindlichen Herzfrequenz, die innerhalb einer Minute normalerweise vorhanden sind, verschwinden. Dieses zeigt eine besonders bedrohliche Situation für das Kind an.

GUT ZU WISSEN

Was ist das Vena-Cava-Kompressions-Syndrom?

Unter dem Vena-Cava-Kompressions-Syndrom versteht man eine Durchblutungsstörung bei der Mutter. Wenn Sie auf dem Rücken liegen, drückt die schwere Gebärmutter die untere Hohlvene (Vena cava) ab. Ihr Herz wird dann nicht mehr ausreichend mit Blut aus der unteren Körperhälfte versorgt und schlägt sich »leer«. Die Folge kann eine schlagartige Übelkeit sein und eventuell müssen Sie sich sogar übergeben. Da auch der Blutzufluss in den Mutterkuchen gestört ist, verlangsamt sich der kindliche Herzschlag. **Daher sollte das CTG in Seitenlage oder halb sitzend geschrieben werden.**

Veränderungen der Herzfrequenz

Frequenzbeschleunigungen: Beschleunigungen der Herzfrequenz von mehr als 15 Schlägen aus der durchschnittlichen Herzfrequenz heraus, die aber weniger als 10 Minuten anhalten, nennt man **Akzelerationen**. Meist treten sie im Zusammenhang mit Kindsbewegungen auf und werden positiv bewertet. Sie werden als Ausdruck der Fähigkeit des Kindes zur aktiven Herz-Kreislauf-Regulation angesehen.

Frequenzverminderungen: Verminderungen der Herzfrequenz von bis zu drei Minuten nennt man **Dezelerationen**, diese können regelmäßig oder sporadisch, wie beim oben geschilderten Vena-Cava-Kompressions-Syndrom, auftreten. Dezelerationen, die zeitlich verzögert nach einer Wehe oder unabhängig von der Wehentätigkeit auftreten, gelten als Warnhinweis und bedürfen daher besonderer Aufmerksamkeit und Konsequenzen!

Schwingungsbreite und -anzahl

Ihr Arzt beurteilt auch die Schwingungsbreite und die Anzahl der Schwingungen der Herztonkurve innerhalb einer Minute. Eine

Verringerung beider Parameter bedarf ebenfalls besonderer Aufmerksamkeit, da sich solche Veränderungen ungünstig für das Kind auswirken können.

Der Fischer-Score und seine Aussagekraft

Es hat sich bewährt, zur Beurteilung der vorgeburtlichen Herztonkurve Sorces (Punktetabellen) zu benutzen. Sie gewährleisten eine systematische Erfassung aller zu beurteilenden Parameter. Dabei hat der sogenannte Fischer-Score eine besondere Bedeutung erlangt:

- 8 bis 9 bzw. 10 Punkte: Normalbefund.
- 5 bis 7 Punkte zeigen eine fragliche Prognose des kindlichen Zustandes an.
- Weniger als 5 Punkte zeigen einen bedrohlichen kindlichen Zustand an, der eine sofortige Einweisung in eine Geburtsklinik unbedingt erforderlich macht!

Ein Stückchen Sicherheit

Eine sich langsam entwickelnde Unterversorgung des Kindes wird zunächst durch ein verzögertes Wachstum auffallen. Später erst sind im CTG entsprechende Veränderungen sichtbar und sollten in jedem Fall Anlass zur Durchführung einer Dopplersonografie (siehe S. 96) sein. Diese kann zur Einschätzung der Versorgungsverhältnisse und der Kreislaufsituation des Kindes noch sehr viel genauere Informationen liefern und Veränderungen sichtbar machen. Das CTG, durchgeführt unter standardisierten Bedingungen und richtig beurteilt durch Ärzte und Hebammen (Letztere nur nach ärztlicher Anordnung und unter ärztlicher Aufsicht), ist für Sie auf jeden Fall von großer Bedeutung, um frühzeitig Hinweise auf Probleme zu erhalten.

EINE FRAGE

Was wird eigentlich mit dem CTG beurteilt?

Was beunruhigt werdende Mütter sehr oft und führt sie in die Arztpraxis? »Mein Kind bewegt sich nicht.« Was ist passiert? Wird ein Kind nicht ausreichend mit Sauerstoff und Energie versorgt, so werden nur die zum Leben absolut notwendigen Organe versorgt: das Herz, das Hirn und die Nebenniere! Solange ein Kind eine solche »Sparschaltung« aufrechterhalten kann, wird es sich zwar kaum oder sogar gar nicht mehr bewegen. Das Herz wird aber nach wie vor normal durchblutet und das CTG weiterhin unauffällig sein.

Erst in Belastungssituationen, wie zum Beispiel bei einer auftretenden Wehentätigkeit, kann es dazu kommen, dass selbst diese Sparschaltung nicht mehr aufrechterhalten werden kann und der Kreislauf des Kindes zusammenzubrechen droht, das Kind dekompensiert. In der Herztonkurve werden jetzt Warnzeichen sichtbar. Ist die Mangelversorgung »groß«, kann eine solche Dekompensation auch ohne zusätzliche Belastung zu jeder Zeit in der Schwangerschaft eintreten.

Fazit: Im CTG wird die Versorgungssituation des Kindes durch den Mutterkuchen und die aus einer möglichen Mangelversorgung heraus resultierenden kindlichen Kreislaufverhältnisse beurteilt.

Sind weitere Untersuchungen angesagt?

Die vorgeburtliche Diagnostik dient dem Nachweis oder dem Ausschluss von kindlichen Erkrankungen, Anomalien und Entwicklungsstörungen bereits vor der Geburt. Dabei können aus verschiedenen Gründen besondere Ultraschalluntersuchungen oder andere spezielle Untersuchungen notwendig werden, z. B.

- bei bekannten Schwangerschaftsrisiken aus der Vorgeschichte der Schwangeren wie mütterliche Zuckererkrankung, Anfallsleiden oder Autoimmunerkrankungen,
- bei vorausgegangenen Fehl- oder Totgeburten,

- bei vorheriger Geburt von Kindern mit Fehlbildungen, genetisch bedingten oder gehäuft familiären Erkrankungen,
- bei der Arbeit der Eltern mit gesundheitsgefährdenden Stoffen,
- beim Missbrauch von Medikamenten, Genussmitteln oder Drogen,
- bei auffälligen Ergebnissen des Triple-Testes oder der kindlichen Nackenfalten-Messung,
- bei auffälligen Ultraschall- und Infektionsbefunden sowie
- ab einem bestimmten Alter der werdenden Eltern. Das Auftreten von genetischen Erkrankungen bei Kindern ist auch abhängig vom Alter der Eltern. Daher sollten bei werdenden Müttern ab dem 35. Lebensjahr und einem Alter des Kindsvaters ab dem 55. Lebensjahr spezielle vorgeburtliche Untersuchungen durchgeführt werden.

Besondere Ultraschalluntersuchungen

Im Verlauf der Schwangerschaft können spezielle Untersuchungstechniken, wie zum Beispiel Doppler- oder Farbdopplersonografie, notwendig werden. Durchgeführt werden solche sehr speziellen Untersuchungstechniken

- bei wiederholten Blutungen aus der Gebärmutter,
- bei gestörten Frühschwangerschaften durch Genitalanomalien der werdenden Mutter,
- bei einer Unterfunktion des Verschlussmechanismus der Gebärmutter,
- bei vorzeitiger Wehentätigkeit,
- bei vorzeitigem Blasensprung,
- bei einem erhöhten Risiko zu angeborenen Fehlbildungen,
- zur Vorbereitung und Nachkontrolle von operativen Eingriffen in der Gebärmutter während der Schwangerschaft,

- zur Verlaufskontrolle bei bereits nachgewiesenen kindlichen Fehlbildungen oder Erkrankungen,
- bei Verdacht auf ein vorzeitiges Ablösen des Mutterkuchens sowie
- bei gestörten Verlaufskontrollen.

Dopplersonografie

Ihr Arzt kann aus den Untersuchungsergebnissen mit der Farbdoppler- bzw. Dopplersonografie ab der **20. SSW** Aussagen über die Strömungsverhältnisse des Blutes im ungeborenen Kind und auch bei Ihnen treffen und so Rückschlüsse über die Versorgung des Kindes durch den Mutterkuchen und seinen Blutkreislauf ziehen. Die Dopplersonografie dient in der Schwangerschaft der Erkennung und Überwachung von Gefahrenzuständen. Im Wesentlichen werden fünf Gefäße untersucht:

- eine Nabelschnurarterie
- die kindliche Hauptschlagader
- ein bestimmtes Gefäß des Kindes zur Hirnversorgung
- die beiden Arterien der Schwangeren, welche das Blut in den Mutterkuchen transportieren

Die Doppleruntersuchung ist erforderlich

- bei dem Verdacht auf kindliche Mangelentwicklung,
- bei auffälligen Herztonkurvenverläufen,
- bei Mehrlingsschwangerschaften und
- im Rahmen der Echokardiografie (spezielle Herzuntersuchung).

Empfohlen wird diese Untersuchung ab der 20. SSW auch bei Frauen, die ein untergewichtiges Kind, eine Schwangerschaftsvergiftung oder sogar eine Totgeburt in ihrer Vorgeschichte hatten.

Mutterkuchenpunktion

Die Mutterkuchenpunktion (Chorionzottenbiopsie) wird durchgeführt, wenn schon sehr frühzeitig eine genetische Untersuchung des Kindes erwünscht oder notwendig ist, zum Beispiel bei Schwangeren, die bereits ein Kind mit einer genetischen Erkrankung geboren haben. Die Gewinnung von Chorionzotten (Mutterkuchen-Material) erfolgt zwischen der **9.–13. SSW** und ist nur speziellen Zentren für vorgeburtliche Diagnostik vorbehalten. Die Mutterkuchenpunktion kann auch ambulant durchgeführt werden und wird meist ohne Narkose oder örtliche Betäubung durchgeführt. Entweder wird mit einer Nadel von der Bauchdecke aus oder mit einem durch die Scheide und den Muttermundkanal vorgeschobenen Katheter das Mutterkuchenmaterial gewonnen. Eine Ultraschalluntersuchung überwacht diese Punktion.

Die ersten vorläufigen Ergebnisse liegen meist nach 24 Stunden vor, die endgültige Diagnose steht nach ca. 2 Wochen fest. Das Fehlgeburtenrisiko wird mit 2–4 % angegeben. Von Gewebeentnahmen vor der 9. SSW wird wegen eines erhöhten Risikos von kindlichen Fehlbildungen der Extremitäten abgeraten.

Die Fruchtwasseruntersuchung

Die überwiegende Anzahl der vorgeburtlichen Untersuchungen erfolgt am Fruchtwasser. Etwa ab der **14. SSW** kann der Arzt mit einen dünnen Hohlnadel 10–15 ml Fruchtwasser (Amniozentese) entnehmen. Unter Ultraschallkontrolle kann er genau sehen, wohin die Nadel geht. Aus den kindlichen Zellen, die im Furchtwasser schwimmen, kann man die Chromosomen darstellen. Auch hier liegt ein vorläufiges Ergebnis nach ca. 24 Stunden vor; in jedem

Fall muss aber auch bei der Fruchtwasseruntersuchung das endgültige Ergebnis abgewartet werden (nach etwa 2 Wochen). Das Fehlgeburtenrisiko liegt bei dieser Untersuchung unter 1 %.

Die Nabelschnurpunktion

Die Gewinnung von kindlichem Blut aus der Nabelschnur (Chordozentese) kommt nur dann in Frage, wenn sich nach der **18. SSW** die Notwendigkeit für eine Chromosomenuntersuchung beim Kind ergibt. Diese Untersuchung ist auch notwendig bei

- unklaren Befunden aus früheren Untersuchungen,
- Infektionserkrankungen während des Schwangerschaftsverlaufs und einer dadurch anzunehmenden Gefährdung des Kindes oder
- dem Verdacht auf eine kindliche Blutarmut.

Die durch Ultraschall unterstützte Punktion der Nabelschnur ist speziellen Zentren für vorgeburtliche Diagnostik mit entsprechenden Erfahrungen vorbehalten. Eine Narkose ist nur selten notwendig; eine örtliche Betäubung wird aber meistens angeboten. Eine kontinuierliche Ultraschallüberwachung dabei ist zwingend erforderlich! Das Risiko einer Fehlgeburt wird mit 1–2,5 % angegeben.

Der Triple-Test

Bei begründetem Verdacht auf eine genetische Erkrankung des Kindes erfolgt zwischen der **15. und 20. SSW** eine Blutentnahme bei der werdenden Mutter. Auf der Basis der Konzentration von drei (lat. Tri = drei) Hormonen (Alpha-Feto-Protein, Östradiol, hCG) wird versucht, Rückschlüsse auf Besonderheiten beim ungeborenen Kind zu ziehen. Die Aussagefähigkeit wird beeinflusst von

- der exakten Berechnung des Schwangerschaftsalters,
- dem mütterlichen Gewicht und
- anderen Faktoren wie Mehrlingsschwangerschaften, Diabetes mellitus, Blutungen und Nikotinmissbrauch.

60–70 % der Untersuchungen führen hinsichtlich des Down-Syndroms zu richtigen Ergebnissen.

Die Nackenfaltenmessung

Zwischen der **10. und 14. SSW** erfolgt die Messung des sogenannten **»dorsonuchalen Ödems«**, bekannt als die »kindliche Nackenfalte« (auch Nackentransparenzmessung, NT-Messung). Gemeint ist hier die Dicke der Flüssigkeitsansammlung (Nackentransparenz) im Unterhautfettgewebe zwischen der Haut und der Halswirbelsäule des Kindes. Eine ungewöhnlich vergrößerte Nackentransparenz korreliert mit dem Auftreten einiger genetischer Besonderheiten. Das Ergebnis lässt, zusammen mit dem mütterlichen Alter und der Bestimmung von Hormonwerten aus dem mütterlichen Blut, Auffindungsraten von an Morbus Down und anderer an Fehlbildungen erkrankter Kinder bis zu 80 % erwarten. Die Ergebnisse dieser Untersuchung sind allerdings sehr von der Erfahrung des untersuchenden Arztes und der Laborgenauigkeit abhängig und sollten daher nur in speziellen Zentren für vorgeburtliche Diagnostik vorgenommen werden (Erstsemesterscreening).

GUT ZU WISSEN

Einige Informationen zum Down-Syndrom

Als Down-Syndrom bezeichnet man eine spezielle Genommutation beim Menschen, die Verdreifachung (Trisomie) des 21. Chromosoms oder ein Teilchen davon. Die typischsten äußerlichen Kennzeichen der Betroffenen sind die schräg gestellten Lidachsen (daher die veraltete Bezeichnung Mongoloismus) sowie die zu große Zunge.

Ebenso typisch ist eine immer vorhandene Intelligenzminderung. Wie weit sie beim einzelnen Kind ausgeprägt ist, kann bei der Geburt nicht vorhergesagt werden. Schwierig, weil langwierig, gestaltet sich die Behandlung der geistigen Behinderung. Wenn die Kinder in der Familie aufwachsen, erlangen sie nachweislich die beste soziale Kompetenz und können später oft einfachen handwerklichen Beschäftigungen nachgehen. Engagierten Eltern ist es zu danken, dass Kinder mit dieser Behinderung heute fast selbstverständlich in den gesellschaftlichen Alltag integriert sind.

Die Aussagekraft des Tests

Bezogen auf alle Geburten beträgt die Wahrscheinlichkeit, ein an einem Down-Syndrom erkranktes Kind zu bekommen, etwa 1:800 bis 1:700. Das Risiko steigt mit dem mütterlichen Alter an. 30% aller erkrankten Kinder werden bei Frauen über dem 35. Lebensjahr festgestellt, 70% der Kinder mit dem Down-Syndrom stammen jedoch von Müttern unter 35 Jahren! Daher ist man heute sehr bemüht, auch bei jüngeren Frauen dieses Erkrankungsrisiko für das ungeborene Kind auszuschließen. Für eine solche zusätzliche Risikoabschätzung sind zwei weitere Untersuchungen möglich: Der Triple-Test und die Nackenfalten-Messung. Ein auffälliges Testergebnis darf hier aber nicht als Diagnose missverstanden werden, sondern nur als ein wichtiger Hinweis für die Notwendigkeit einer weiterführenden Diagnostik.

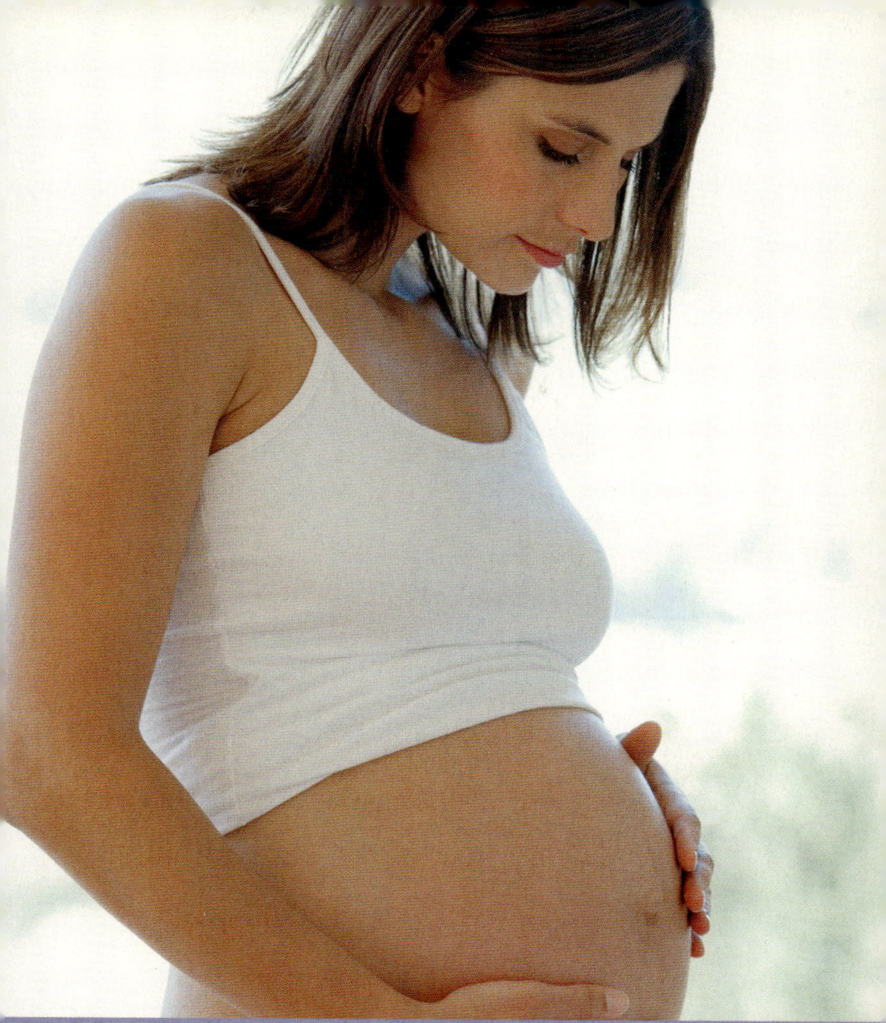

Veränderungen und Probleme in der Schwangerschaft

Sie werden es schnell merken, Ihr ganzer Körper verändert sich und manchmal geht das nicht ohne Beschwerden. Verschiedene Erkrankungen können schwerwiegende Folgen für die Mutter wie auch für das ungeborene Kind haben. Ihr behandelnder Arzt wird Sie ausführlich beraten.

Veränderung des Körpers

Im Verlauf Ihrer Schwangerschaft treten viele körperliche Veränderungen auf. Daraus können verschiedene Beschwerden resultieren, die zu einer möglichen Verunsicherung Ihrerseits führen. Auch Fragen werden entstehen: Ist dies oder jenes normal, oder liegt sogar ein krankhafter Zustand vor? Die Anpassung des mütterlichen Organismus an den erhöhten Leistungsbedarf in der Schwangerschaft wird in drei Phasen unterteilt:

- Anpassungsphase (Schwangerschaftseintritt bis zur 15,6. SSW)
- Stadium des Wohlbefindens von der 16. bis 27,6. SSW
- Belastungsphase von der 28. SSW bis zur Geburt

Die Gebärmutter

Die ausgeprägtesten Veränderungen betreffen die Gebärmutter. Größe und Gewicht nehmen deutlich zu. Das Gewicht steigt von ca. 50–70 g auf durchschnittlich 1000 g an. In der ersten Schwangerschaftshälfte wächst die Gebärmutter, in der zweiten Schwangerschaftshälfte wird sie vorrangig durch das Wachstum des Kindes gedehnt. Die **Durchblutung** steigt von 50 ml/min auf über 500 ml/min an.

Die Form der Gebärmutter ändert sich von der Birnenform vor der Schwangerschaft über die abgeplattete Kugelform im dritten Schwangerschaftsmonat hin zu der »auf der Spitze stehenden Eiform« in der Spätschwangerschaft. Um die 20. SSW werden die oberen Teile des Muttermundkanals in die Fruchthöhle miteinbezogen. Ihr Arzt kann die Gebärmutter durch die Bauchdecke ertasten. In der 16. SSW ist die obere Gebärmutterkante zwei Querfinger oberhalb des Schambeines, am Ende der 24. SSW direkt am Nabel und in der 36. SSW hart am unteren Rippenbogen.

Die Brust

Die Veränderungen der Brust in Vorbereitung auf die Stillzeit setzen während der Schwangerschaft bereits früh ein. Es kommt zu einem Wachstum der Milchgänge und des Drüsengewebes. Unter dem Einfluss der Hormone wird die Brust größer und schwerer. Der Warzenhof wird breiter. Bereits ab der 20. SSW ist die Brustdrüse funktionsbereit und erste **Vormilch** kann austreten.

Zur besseren Abhärtung der Brustwarzen können Sie Folgendes tun:

- Massieren der Brust zum Brustwarzenhof hin
- Abbrausen und Frottieren der Brust
- Verzicht auf einen BH
- Viel frische Luft und Sonnenlicht an die Brust kommen lassen

Körperwasser

Die Menge des Körperwassers steigt in der Schwangerschaft um 6–7 Liter an. Der Flüssigkeitsanteil in den Zellen bleibt dabei gleich, aber die Wassermenge in den Zellzwischenräumen und innerhalb der Gefäße steigt an. Die Menge der Blutflüssigkeit steigt stärker an, als die Zahl der Blutkörperchen, woraus sich eine Blutverdünnung ergibt.

Durch die schwangerschaftsbedingte Abnahme des Eiweißgehaltes im Blut (Eiweiß bindet die Blutflüssigkeit in den Gefäßen) ist der Austritt von Flüssigkeit aus den Gefäßen ins Gewebe hinein begünstigt und führt daher auch zu Wassereinlagerungen. Entsprechend der Schwerkraft sind die Füße und Unterschenkel am Abend angeschwollen. Nach der Nachtruhe im Liegen hat sich die Gewebeflüssigkeit anders verteilt und führt oft zu einem Kribbeln oder einem Taubheitsgefühl in den Händen.

Info

Was ist eine Thrombose?

Unter einer Thrombose versteht man den Verschluss eines Blutgefäßes durch ein Blutgerinnsel (Thrombus). Am häufigsten sind die tiefen Bein- und Beckenvenen betroffen. Meist entsteht eine Thrombose im Bereich kleiner Venen der Wadenmuskulatur und wächst von dort weiter in die größeren Venen. Entsteht ein Blutgerinnsel in einer oberflächlichen Vene, so bezeichnet man das als Venenentzündung. Während Letztere meist ungefährlich ist, besteht bei einer Thrombose im tiefen Venensystem das Risiko des Loslösens des Gerinnsels, wobei dieses dann mit dem Blutstrom durch das Herz in die Lungenarterien gelangt und diese verstopft. Das bezeichnet man als Lungenembolie, welche ein lebensgefährliches Krankheitsbild darstellt. In der Schwangerschaft ist das Thrombose-Risiko etwa viermal höher als bei einer nicht schwangeren Frau.

Tragen Sie Stützstrümpfe

Für das Tragen von medizinischen Stützstrümpfen bzw. Kompressionsstrümpfen in der Schwangerschaft gibt es viele gute Gründe:

- Geschwollene und müde Füße und Beine können vermieden werden.
- Die Durchblutung der Gebärmutter und damit die des Mutterkuchens und des Kindes wird verbessert.
- Auch kann Venenentzündungen und einer Blutgerinnselbildung in den Beinen vorgebeugt werden.

Die Kompressionsstrümpfe sollten der Kompressionsklasse 2 entsprechen, eine geschlossene Ferse und einen offenen Zehenbereich haben und tagsüber getragen werden. Auch wenn das oft mühsame Anziehen und die zusätzliche Wärmebelastung bei hohen Außentemperaturen als nachteilig empfunden werden: Sie tun sich und Ihrem Kind etwas Gutes!

Herz und Blutdruck

Das Herz fördert um die 32. SSW herum pro Minute etwa 5 l/m^2 der Körperoberfläche. Dazu steigt die Herzfrequenz um ca. 20 Schläge pro Minute an. Die Blutgefäße sind weit gestellt, um einen kontinuierlichen Blutzufluss zur Gebärmutter zu ermöglichen. Der systolische Blutdruck bleibt weit gehend unverändert, der diastolische Blutdruck sinkt dagegen ab, steigt aber am Ende des zweiten Schwangerschaftsdrittels wieder an.

Die Blutgerinnung

Die Blutgerinnung ist durch die bereits erwähnte Blutverdünnung nicht verringert, sondern durch die Zunahme von an der Gerinnung beteiligten Faktoren erhöht, woraus eine gesteigerte Gerinnungsbereitschaft resultiert. Daher steigt die Gefahr einer **Thromboseentwicklung** in der Schwangerschaft.

Gefäße

Der Blutdruck in den Venen steigt nur in der unteren Körperhälfte an (durch den Druck der Gebärmutter auf die untere Hohlvene und die Beckenvenen). Diese Erhöhung kann zusammen mit dem Spannungsverlust in diesen Gefäßen zur **Krampfaderentstehung** im Bereich der Beine, der Schamlippen und des Darmausganges (Hämorrhoiden) führen. Treten Hämorrhoiden auf, ist mit 80%iger Wahrscheinlichkeit auch mit Krampfadern an den Beinen zu rechnen. Bei jeder dritten Erstgebärenden und bei der Hälfte aller Mehrgebärenden entstehen diese Krampfadern während der Schwangerschaft. Oft spielt eine angeborene Veranlagung (Bindegewebsschwäche) eine große Rolle.

Die Beschwerden treten schubweise auf und nehmen im Schwangerschaftsverlauf meistens noch zu. Die Dehnbarkeit der Blutgefäße ist in der Schwangerschaft deutlich erhöht und der Blutabfluss wird durch die größer werdende Gebärmutter zunehmend behindert. Es wird über ein

- Schweregefühl,
- Wadenkrämpfe,

- Hitzegefühl,
- Schmerzen oder auch
- Juckreiz geklagt.

Die Nieren

Die Nieren werden besser durchblutet und produzieren mehr Urin. Dabei liegt das Maximum der Urinproduktion in der 32. SSW. Mit zunehmender Urinproduktion in den Nieren steigt auch die zu filtrierende Zuckermenge an; das Maß der Wiederaufnahme des Zuckers aus dem Urin bleibt aber gleich und so kann es zu einer ganz normalen Zuckerausscheidung mit dem Urin kommen. Dieses kann aber auch auf eine Zuckerverwertungsstörung hinweisen.

GUT ZU WISSEN

Vorbeugung hilft gegen Krampfadern

Um die Bildung von Krampfadern zu vermeiden, können Sie einiges tun:

- Tragen Sie flache Schuhe.
- Vermeiden Sie langes Stehen oder Sitzen ohne Beinbewegung.
- Legen Sie öfter mal die Beine hoch oder laufen Sie ein paar Schritte.
- Kalte Waden- und Schenkelwickel können ebenfalls helfen.
- Mit Kompressen, Bandagen, dem Tragen von festen Strümpfen oder speziellen Strumpfhosen können Sie sich sehr gut helfen.
- Die Behandlung mit Salben, Cremes oder Gels ist eher fragwürdig. Eine Beeinflussung der Gefäßfunktion ist damit nicht erreichbar, nur der Kühl- und Straffungseffekt der Haut führen zur subjektiven Linderung Ihrer Beschwerden.

Eine Verödungstherapie oder operative Entfernung der Krampfadern während der Schwangerschaft ist nicht sinnvoll, da ein Großteil der Krampfadern nach der Entbindung von allein wieder spurlos verschwindet.

Die Nierenkelche, das Nierenbecken und der Harnleiter werden weit gestellt, häufig rechts stärker als links. Dies kann zu einer Abflussbehinderung des Urins aus der Niere führen und bereitet Schmerzen in der Nierengegend und entlang der Flanken. Die Blasenwandspannung wird herabgesetzt und vermindert dadurch den Harndrang. Sie sollten regelmäßig für eine vollständige Blasenentleerung sorgen, da sonst Urinreste in der Blase verbleiben können, die das Entstehen von Blasenentzündungen begünstigen.

Die Lungen

Die mit den Lungen pro Minute aufgenommene Luftmenge steigt um bis zu 60 % an, die Zahl der Atemzüge pro Minute steigt um etwa 10 %. So wird die Sauerstoffsättigung im Blut erhöht und der Kohlendioxidgehalt gesenkt. Ihr Kind kann dadurch ebenfalls besser Sauerstoff aufnehmen und CO_2 besser abgeben. Durch das Gebärmutterwachstum wird das Zwerchfell nach oben gedehnt und führt bei der Hälfte aller Schwangeren bei körperlicher Belastung zu Luftnot; jede 5. schwangere Frau hat auch ohne körperliche Belastung **Atemprobleme**.

Haut, Haare und Nägel

Die meisten Schwangeren weisen eine verstärkte **Pigmentierung** der Haut auf. Der Grund dafür ist die vermehrte Freisetzung eines Hormons. Vor allem im Bereich der Brustwarzen, des Brustwarzenhofs, der Schamlippen und des Afters treten diese bräunlichen Hautverfärbungen auf. Im Gesicht können sich schmetterlingsförmige braune Flecken um die Nase und den Mund herum entwickeln, das sogenannte Cholasma uterinum. Normaleweise bilden sich diese Hautverfärbungen nach der Geburt wieder zurück.

In den späteren Schwangerschaftswochen kann durch eine Störung des Gallensaftabflusses und der damit verbundenen Einlagerung

EINE FRAGE

Was kann man gegen Schwangerschaftsstreifen tun?

Die Bauchdecke wird durch das Fortschreiten der Schwangerschaft zunehmend gedehnt. Dabei weicht bei vielen Schwangeren das Unterhautfettgewebe auseinander und tiefer gelegene blutreiche Gewebe schimmern durch. Diese **Schwangerschaftsstreifen** sehen zunächst rot bzw. bläulich aus, verblassen nach der Geburt aber wieder. Schwangerschaftsstreifen treten vorrangig an der Bauchdecke, dem Gesäß und den Brüsten auf. Besonders Frauen mit einer angeborenen Bindegewebsschwäche neigen dazu.

Eine sichere Vorbeugung und Behandlung gibt es leider nicht, regelmäßiges Einölen der Haut und Massagen mit einem Massagehandschuh fördern aber mit Sicherheit die Elastizität der Haut. Bewährt hat sich die Zupfmassage, bei der Sie mit Daumen und Zeigefinger kleine Partien der gut eingeölten Haut hochziehen, kurz festhalten und wieder loslassen. Diese Massage dehnt die Haut, ohne das darunterliegende Bindegewebe einzureißen.

von Gallensalzen in die Haut ein quälender **Juckreiz** am ganzen Körper entstehen. Der heftige Juckreiz befällt den Rumpf und die Extremitäten und verstärkt sich besonders nachts. Das kann zu einer ganz erheblichen Beeinträchtigung des Allgemeinbefindens führen. Zwei Wochen nach dem Auftreten des Juckreizes ist bei zwei Drittel der Schwangeren auch eine leichte gelbliche Verfärbung der Haut zu beobachten. Nach der Geburt verschwindet innerhalb kurzer Zeit der Juckreiz und die gelbe Haut, tritt aber bei späteren Schwangerschaften meist erneut wieder auf. Bleibende Leberschäden sind nicht zu befürchten. Es besteht aber eine erhöhte Blutungsgefahr durch Veränderung von Gerinnungsfaktoren. Ihr Arzt wird einige Laboruntersuchungen veranlassen: bei einem erniedrigten Quickwert und einer verlängerten partiellen Thromboplastinzeit wird Ihr Arzt Ihnen Vitamin K verabreichen. Die Rate an Frühgeburten steigt bei dieser Erkrankung an; Schwangere mit diesen Beschwerden sind daher als **Risikoschwangere** angesehen und werden entsprechend intensiv betreut. Auch breitflächig gerötete, juckende und bläschenförmige Veränderungen besonders am Bauch und dem Brustkorb sind möglich. Diese Veränderungen verschwinden aber nach der Geburt wieder.

Die **Haare** werden in der Schwangerschaft hormonbedingt häufig besonders dicht und fest. Das gleiche gilt auch für die **Finger-** und **Fußnägel**. Durch den Östrogeneinfluss werden das Haar- und das Nagelwachstum angeregt. Nach der Entbindung, also während der Stillzeit, entfällt diese positive Hormonwirkung auf diese Strukturen und ein diffuser **Haarausfall** oder brüchige Nägel sind leider die Folge. Dies ist kein Grund zur Sorge, es normalisiert sich alles wieder – nur etwas Geduld müssen Sie haben!

EINE FRAGE

Darf ich meine Haare und meine Nägel wie gewohnt pflegen?

Es gibt keinen Nachweis darüber, dass die eingesetzten Substanzen zum Haarefärben, zum Bleichen, für Dauerwellen, in Haarsprays oder im Nagellack, Nagellackentferner oder das Aufbringen von künstlichen Nägeln einen schädigenden Einfluss auf den Schwangerschaftsverlauf oder die ungeborenen Kinder haben. Die in den entsprechenden Substanzen vorkommenden Stoffe können zum Teil in sehr hohen Konzentrationen zwar zu Schäden führen; solche Schadstoffmengen werden aber bei normaler Haar- und Nagelpflege niemals erreicht.

Knochenbau

Die Festigkeit von **Knochenverbindungen** und **Gelenken** lässt während der Schwangerschaft nach. Für die kommende Geburt ist es sicherlich sinnvoll, den starren Beckenring in seiner Beweglichkeit aufzulockern. Das macht die Geburt einfacher. Aber während der Schwangerschaft führt dieser Vorgang sehr häufig zu schmerzhaften Problemen. Die **Symphyse** ist das Gelenk am Beckenring, an dem beide Schambögen in der Mitte unterhalb des Schamhügels vereinigt sind. Diese beiden Knochen sind außerhalb der Schwangerschaft fest durch Bänder miteinander verbunden und unbeweglich. Durch die Bänderlockerung kann dieses Gelenk beweglich werden und führt dann beim Aufstehen, Hinsetzen oder Laufen zu starken Beschwerden oberhalb des Scheideneinganges. Da die Stabilität des Beckenringes dann nicht mehr gegeben ist, kommt es zu dem typischen »Watschelgang« der Schwangeren. Besonders ist das nach dem Aufstehen zu beobachten – das Gleichgewicht muss durch schaukelnde Bewegungen erst wieder gefunden werden. Auch die **Ileosakralfuge** ist normalerweise fest durch Bänder fixiert. Die auch hier einhergehende Auflockerung führt zu einer Instabilität und damit oft zu Rückenschmerzen über den Gelenkfugen unterhalb der Lendenwirbelsäule.

Die Auflockerung der Bänder und Gelenke führt aber zusätzlich noch zu einer Überbeanspruchung der **Rückenmuskulatur**. Die aufrechte Körperhaltung und die »Vorderlastigkeit« der Schwangeren verlagern das Gewicht zunehmend auf die Fersen – daher der »stolze Gang der Schwangeren«. Durch das Gebärmutterwachstum und die größer werdenden Brüste verändert sich die Statik der **Wirbelsäule**. Die Wirbelkörper nehmen eine geänderte Haltung zueinander ein und führen ebenfalls leicht zu Reizungen und Schmerzen an den austretenden Nervenwurzeln. Häufig ist der **Ischiasnerv** betroffen. Typisch dafür sind die ziehenden Schmerzen durch das Gesäß hindurch bis in die Beine. Dort können deutliche Missempfindungen die Folge sein. Besonders bedauerlich in diesem Zusammenhang ist, dass bereits schon vor der

Schwangerschaft bestehende **Rückenbeschwerden** während des Schwangerschaftsverlaufes oft noch zunehmen. Eine medikamentöse Behandlung ist meist ohne Erfolg und daher nicht sinnvoll. Hier sollten krankengymnastische Übungen, Sport und Wärmebehandlungen im Vordergrund stehen. Die **Fußgelenke** knicken durch die Auflockerung der Bänder leicht um. Daher ist das Tragen von fußgerechtem und vor allem flachem Schuhwerk anzuraten.

GUT ZU WISSEN

Das tut Ihrem Rücken jetzt gut

Mit einfachen Übungen können Sie Ihrem Rücken etwas Gutes tun:

- Gehen Sie in den Vierfüßlerstand (der Rücken soll dabei gerade sein) und umgreifen Sie mit Ihren Armen einen Gymnastikball. Lassen Sie nun das Becken mit wechselnder Richtung kreisen.
- Legen Sie sich auf den Rücken und stellen Sie die Füße auf den Boden. Legen Sie die Arme als seitliche Stütze ab und heben bzw. senken Sie den Po so weit wie möglich (solange es noch angenehm ist).
- Legen Sie sich auf den Rücken und legen Sie die Beine im rechten Winkel auf einen Gymnastikball. Atmen Sie ruhig und entspannt, ggf. können Sie gleichzeitig eine Wärmequelle, z.B. ein Heizkissen, in den Lendenwirbelsäulenbereich schieben.

Der Mund

Häufig wird auch ein schwangerschaftsbedingtes **Zahnfleischbluten** und eine gesteigerte **Kariesanfälligkeit** der mütterlichen Zähne beobachtet. Veränderungen im Nervensystem führen neben einer ansteigenden Neigung zu Übelkeit und Erbrechen auch zu vermehrter Speichelbildung, besonders in der Frühschwangerschaft. Das Verteilen Ihrer Mahlzeiten auf ca. 10 kleine Mahlzeiten lindert diese unangenehmen Beschwerden.

Stimmungsschwankungen gehören dazu

Nicht nur der Körper wird durch die Schwangerschaft beeinflusst, sondern auch die Psyche. Im Leben einer Frau stellt eine Schwangerschaft ein wichtiges Ereignis dar, das alle menschlichen und sozialen Bereiche tief berührt.

Ist die Schwangerschaft gewollt, so sind die Probleme der Anpassung des mütterlichen Organismus an die Schwangerschaft häufiger unkompliziert. Ist die Schwangerschaft dagegen ungewollt eingetreten oder ergeben sich aus der Schwangerschaft familiäre Probleme, so treten verschiedenste Beschwerden im Schwangerschaftsverlauf oft gehäuft und meist dann auch über die gesamte Zeit der Schwangerschaft anhaltend auf. Stimmungsschwankungen von euphorischen Stimmungslagen bis hin zu Depressionen sind möglich. Ein plötzliches Desinteresse oder eine Umorientierung der persönlichen Interessen kann zu Beziehungsproblemen führen. Im Stadium des subjektiven Wohlbefindens ist meist eine positive Einstellung der werdenden Mutter zu beobachten. Die Belastungsphase am Ende der Schwangerschaft ist dagegen oft von Geburtsängsten und der Besorgnis über die kommenden Anforderungen geprägt.

Die gefürchteten Schwangerschaftsdepressionen

Zwei von drei werdenden Müttern berichten über depressive Verstimmungen in der Schwangerschaft. Wahrscheinlich führen auch zahlreiche Schwangerschaftsbeschwerden (Schlafstörungen, Müdigkeit, körperliches Missempfinden) zu solchen psychischen Veränderungen.

Man kennt eine Reihe von Risikofaktoren, welche das Auftreten einer Schwangerschaftsdepression erhöhen, zum Beispiel

- depressive Erkrankungen in der Familie,
- anhaltende Partnerschaftsprobleme,
- eine ungewollte Schwangerschaft oder ungelöste Schwangerschaftskonflikte,
- plötzlich eintretende schwerwiegende Lebensereignisse oder auch
- organische Ursachen wie Blutarmut, eine Schilddrüsenfehlfunktion oder ein Schwangerschaftszucker.
- Aber nur etwa 10 % der betroffenen Frauen leiden an einer ernsthaften depressiven Verstimmung.

Was können Sie tun?

Setzen Sie sich nicht selbst so sehr unter Druck, alles vorbereiten und schaffen zu müssen, bevor Ihr Kind auf die Welt kommt. Sie müssen auch nicht alles selbst erledigen! Erleben Sie die Zeit der Schwangerschaft als etwas Positives, lesen Sie Bücher, gehen Sie spazieren oder faulenzen Sie einfach mal. Kümmern Sie sich jetzt besonders um sich selbst! Und akzeptieren Sie, dass weniger Zeit nach der Geburt für Sie selbst übrig bleibt, weil Sie sich um Ihr Kind kümmern müssen.

Sprechen Sie über Ihre Ängste und Sorgen. Reden Sie besonders mit Ihrem Partner, Ihren Eltern und Freunden, Ihrer Hebamme oder Ihrem Frauenarzt. Sie brauchen Unterstützung, die Ihnen alle aber nur dann geben können, wenn Sie offen über Ihre Probleme sprechen.

Wenn Sie aber vergeblich versucht haben, selbst aus der depressiven Verstimmung herauszukommen, und nicht im Stande sind, Ihre täglichen Dinge zu verrichten, oder wenn Sie unter Panik-

Attacken leiden, sollten Sie eine Beratungsstelle oder einen Psychotherapeuten aufsuchen. Einen Therapeuten oder Psychiater in Anspruch zu nehmen, ist kein Zeichen von Schwäche, sondern ein Zeichen dafür, dass Sie eine gute Mutter sind, die alle Schritte unternimmt, um sich und Ihr Baby gesund zu erhalten.

Sie brauchen Hilfe, scheuen Sie sich nicht – es gibt mit Sicherheit jemanden, dem Sie sich anvertrauen können. Es gibt auch Medikamente gegen Schwangerschaftsdepressionen. Diese Therapie vermindert dann auch das Risiko, nach der Geburt unter Depressionen zu leiden.

Was sind Heultage?

Als Heultage bezeichnet man eine vorübergehende Weinerlichkeit und Ängstlichkeit in der ersten Woche nach der Geburt. Meistens beginnt diese emotionale Veränderung ab dem vierten Tag nach der Entbindung und kann Stunden oder auch wenige Tage anhalten. Bis zu 85 % der Wöchnerinnen sind davon betroffen. Die Ursache für diese Stimmungsveränderung ist nicht genau bekannt. Sie wird aber auf die hormonellen Veränderungen nach der Geburt zurückgeführt.

Schmerzen im Unterbauch

Schmerzen in der Frühschwangerschaft

Sehr häufig treten belanglose **Dehnungs- und Wachstumsschmerzen** auf, die durch das Wachstum der Gebärmutter verursacht werden. Durch dieses Wachstum und die zunehmende Blutmenge im Genitalbereich

- wird die Gebärmutter sehr schnell schwerer,
- werden der Halteapparat der Gebärmutter und die Beckenbodenmuskulatur stark beansprucht,
- wird der Beckenring aufgelockert, was zur Beweglichkeit der Schambeine und der Beckenschaufeln führt und dadurch
- wird die Rücken-, Bauch-, Oberschenkel- und Beckenmuskulatur zum Ausgleich der Beckenringinstabilität stark beansprucht.

Diese Abläufe führen zu diffusen Beschwerden oder einem Ziehen im Unterbauch und in den Leisten. In **Folgeschwangerschaften** treten solche Beschwerden dann häufig früher und stärker auf, da durch die vorausgegangenen Schwangerschaften die körperlichen Umstellungen schneller vor sich gehen und weil diesen Veränderungen nur noch ein geringer Widerstand des Gewebes entgegengesetzt wird. Besonders oft tritt ein unangenehmes **Druckgefühl** nach unten auf, das häufig als »ob unten alles herausfallen will« beschrieben wird. Blutungen oder Fieber treten bei solchen Schmerzen niemals auf. Auch der **Schwangerschaftsgelbkörper** an einem Eierstock kann bei einer ungewöhnlichen Größe Schmerzen verursachen; diese sind dann aber auf eine Seite des Unterbauches begrenzt. Schmerzen können auch auftreten bei:

- einer Blinddarmentzündung (rechte Bauchseite, am Übergang vom Mittel- zum Unterbauch, ggf. zusammen mit Übelkeit, Fieber und Verstopfung)
- Harnleiterkoliken (krampfartige Schmerzen seitlich vom Rücken über die Flanke bis in die Leiste)

- Eierstocktumoren (plötzliche, heftigste Schmerzen ohne Blutungen)
- Blasenentzündung (Schmerzen während oder nach dem Wasserlassen)
- Verstopfung oder Durchfallerkrankungen (veränderter Stuhlgang)

Treten zusammen mit den Schmerzen auch Blutungen auf, sollten Sie unverzüglich Ihren behandelnden Arzt aufsuchen, um eine drohende Fehlgeburt oder andere Komplikationen ausschließen zu lassen.

Schmerzen im weiteren Schwangerschaftsverlauf

Schmerzen nach der **16. SSW** können durch die Gebärmutter oder andere Organe verursacht werden. Ein wechselhafter Spannungszustand der Gebärmutter kann durch Wehen ausgelöst werden und sollte durch eine Untersuchung und ein CTG abgeklärt werden. Ist die Gebärmutter dagegen ständig hart, kann es sich um eine vorzeitige Ablösung des Mutterkuchens handeln. Bei vorausgegangenen Gebärmutteroperationen können auch alte Narben aufgerissen sein. Durch die Größe der Gebärmutter sind Schmerzen durch andere Organe oft nicht eindeutig zuzuordnen. Gedacht werden muss auch an eine Blinddarmentzündung, Darmentzündung, Eierstockgeschwülste und anderes mehr. Schmerzen sowohl in der Frühschwangerschaft, die mit Blutungen oder Fieber einhergehen, als auch Schmerzen im weiteren Schwangerschaftsverlauf sollten Sie sofort dazu veranlassen, entweder Ihren Frauenarzt aufzusuchen oder sich direkt in einer Geburtsklinik vorzustellen.

Infektionserkrankungen

Eine Schwangerschaft stellt eine besonders sensible Phase gegenüber Infektionen dar, da auftretende Infektionen bei der werdenden Mutter schwerer als sonst verlaufen und bei dem ungeborenen Kind bleibende Folgeschäden verursachen können. Infektionserkrankungen sind eine der Hauptgefahren für den Schwangerschaftsverlauf! Als Erreger kommen Viren, Bakterien, Einzeller und Pilze in Frage.

In der Mehrzahl führt nur eine Erstinfektionen in der Schwangerschaft zu schwerwiegenden Erkrankungen beim Kind. Aber auch das Wiederaufflackern alter Infektionen, wie Herpes, Zytomegalie, Ebstein-Barr-Virus oder Windpocken, kann zu Problemen während der Schwangerschaft führen. Die Gefahren für die Kinder ergeben sich

- direkt durch die Wirkungen des Infektionserregers,
- indirekt durch ein Auslösen einer Frühgeburt und
- durch eine Infektion des Kindes während der Geburt.

Viruserkrankungen

Viren schädigen die Zellen, in denen sie sich vermehren. Hier können sie zu irreparablen Defekten führen. Manche Viren sind daher in den ersten Monaten einer Schwangerschaft besonders gefürchtet.

Harmlose grippale und Magen-Darm-Infekte

Grippale Infekte der oberen Luftwege sind oftmals Virusinfektionen. Bei einem starken Niesen oder auch Husten kommt es durch die dabei auftretenden Zwerchfellbewegungen zu plötzlich starken Druckerhöhungen im Bauchraum. Diese können vorzeitige Wehen auslösen oder sogar zum vorzeitigen Blasensprung führen. Die Virusinfektion selbst ist nicht behandelbar, aber die Symptome eines grippalen Infektes der oberen Luftwege sollten behandelt werden. Auch Fieber über 38,5° C sollte gesenkt werden.

Info

Wie reguliert das Kind die Körpertemperatur?

Die Körpertemperatur des ungeborenen Kindes liegt ca. 1° C über der der Mutter. Das Kind kann nur über die an den Mutterkuchen abgegebene Blutmenge seine Temperatur regulieren. Bei mütterlichem Fieber versucht das Kind durch eine Steigerung der Herzfrequenz diese Blutmenge zu erhöhen, um die Wärme an die Mutter abzugeben. Man rechnet, dass bei einer mütterlichen Temperaturerhöhung von 1° C die kindliche Herzfrequenz um etwa 20 Schläge pro Minute ansteigt. Bei mütterlichem Fieber von 40° C steigt die Herzfrequenz also von durchschnittlich 140 Schlägen/pro Minute auf über 200 Schläge/pro Minute an. Kurzfristig führt diese Belastung zu keinen Schäden, langfristig ist das kindliche Herz überfordert und es kann zu Störungen der Blutversorgung von kindlichen Organen kommen. Hohes Fieber sollte daher behandelt werden.

Durchfallerkrankungen werden durch Bakterien oder Viren verursacht. Neun von zehn Durchfallerkrankungen heilen innerhalb weniger Tage von alleine wieder ab und bedürfen keiner Behandlung. Besteht während der Schwangerschaft eine Durchfallerkrankung länger als eine Woche, sollte die Ursache ergründet werden, um eine chronische Darmerkrankung nicht zu übersehen. Der Verlust von Mineralstoffen und Flüssigkeit könnte zu Problemen führen. Neben speziellen Medikamenten sollten Sie reichlich Flüssigkeit zu sich nehmen, die Kochsalz, Zucker, Kalium und Natrium enthält.

Röteln

Der Rötelnerreger gehört zur Gruppe der Togaviren. Neun von zehn Frauen im gebärfähigen Alter haben diese Erkrankung bereits einmal durchgemacht (oft unbemerkt) oder sind dagegen geimpft worden. Nur die Ersterkrankung ist in der Schwangerschaft gefährlich. Die Übertragung von Mensch zu Mensch erfolgt durch Tröpfcheninfektion und die Übertragungsrate beträgt dabei ca. 90 %.

Die Erkrankung

Rötelnerkrankungen treten vorwiegend im Frühjahr bei Kindern und Jugendlichen auf. Zwischen der Virusübertragung und den ersten Symptomen vergehen ca. 14 bis 21 Tage. Eine Virusübertragung ist ab dem 10. Tag nach der Ansteckung möglich und endet etwa eine Woche nach Symptombeginn. Die Erkrankung beginnt meist mit erkältungsähnlichen Beschwerden; hinter den Ohren und im Nacken treten druckempfindliche Schwellungen der Lymphknoten auf. Zwei Tage später tritt ein blassroter, kleinfleckiger, nicht ineinander übergehender Hautausschlag zusammen mit Fieber um 38° C auf. Der Hautausschlag beginnt hinter den Ohren und breitet sich in kurzer Zeit auf das Gesicht, Hals, Rumpf und die Streckseiten der Arme und Beine aus. Die Hälfte der Erkrankungen verläuft aber ohne diese Hauterscheinungen und ist daher daran nicht leicht erkennbar.

Info

Röteln sind gefährlich für das ungeborene Kind

Die Übertragung der Viren auf das ungeborene Kind erfolgt durch den Mutterkuchen hindurch. Die durch das Virus ausgelösten Fehlbildungen nennt man **Gregg-Syndrom** und es sind dabei verschiedenste Organe betroffen. Missbildungen treten auf

- am Herzen,
- an den Blutgefäßen,
- an den Augen und Ohren,
- am Gehirn und
- an den harnableitenden Wegen.

Die Schädigung

Die Schwere der Schädigung hängt vom Stadium der Schwangerschaft ab:

- Vor der **12. SSW** führt eine Erstinfektion in bis zu 90 % zu einer kindlichen Infektion und bis zu 60 % zu kindlichen Fehlbildungen.
- Zwischen der **12. und 18. SSW** ist mit einer kindlichen Infektion bei etwa 50 % der Betroffenen zu rechnen, die Fehlbildungsrate beträgt dann noch ca. 20 %.
- Findet die Erstinfektion zwischen der **18. bis 24. SSW** statt, kann man bei den später geborenen Kindern ein verzögertes Wachstum, Gefäßentzündungen, Hautausschläge und Lungenentzündungen beobachten.

Was können Sie tun?

Natürlich ist es am besten, wenn Sie sich vor einer geplanten Schwangerschaft impfen lassen. Aber bekanntlich ist nicht jede Schwangerschaft geplant. Daher kommt es vor, dass kein Schutz vorhanden ist. Diese Untersuchung auf Rötelnantikörper wird in der 16.–17. SSW wiederholt werden, um eine frische Rötelninfektion nicht zu übersehen. Meiden Sie dann unbedingt

- Kontakt mit einer an Röteln erkrankten Person,
- Schulen, Kindergärten und
- Besuche im Wartezimmer beim Kinderarzt.

Haben Sie keinen Schutz und es kommt zum Kontakt mit einer an Röteln erkrankten Person, sollten Sie sofort Ihren Frauenarzt aufsuchen, denn in den ersten sieben Tagen nach dem Kontakt kann Ihnen durch die Gabe eines Immunglobulins (passive Prophylaxe) geholfen werden. Der Erkrankungsausbruch kann damit oft verhindert werden, aber nicht immer.

Bei einer versehentlichen Impfung vor Schwangerschaftsbeginn oder in der Frühschwangerschaft besteht kein erhöhtes Risiko für das Kind.

Zytomegalie

Der Erreger gehört zu der Gruppe der Herpesviren. In Europa haben etwa die Hälfte aller Einwohner diese Erkrankung schon einmal gehabt. Dieses Virus kann nach einer akuten Erkrankung als dauerhafte Infektion bestehen bleiben und zu späteren Zeitpunkten erneut ausbrechen. Bis zu 3 % aller Schwangeren erkranken erstmalig in der Schwangerschaft, bei 10–20 % wird eine alte Infektion wieder aktiviert. Bei einer mütterlichen Erstinfektion beträgt die kindliche Infektionsrate ca. 40 %, bei einer wiederholten Infektion dagegen nur 2 %.

Die Erkrankung

Das Virus wird mit dem Speichel, der Tränenflüssigkeit, Harn, Sperma, Scheidensekret und durch das Blut übertragen. Der Zeitraum zwischen Ansteckung und dem Auftreten erster Beschwerden ist nicht genau bekannt, kann aber 4–12 Wochen betragen. 90 % der Infektionen verlaufen unbemerkt, nur selten treten uncharakteristische Beschwerden wie Fieber, Kopfschmerzen, Müdigkeit, Abgeschlagenheit, Leber- und Milzvergrößerungen, Lymphknotenschwellungen und Muskelschmerzen auf.

Info

Eine Zytomegalieinfektion ist gefährlich für das ungeborene Kind

Die Erstinfektion kann **zu jedem Zeitpunkt** zu einer Infektion des Kindes führen. Im Ultraschall sind ein verzögertes Wachstum – besonders des Kopfes – und Verkalkungen im Hirn der Kinder festzustellen. Frühgeburten treten gehäuft auf.

Während der Geburt kann es zur Infektion durch das Scheidensekret kommen. Im **Wochenbett** kann eine Übertragung auf das Neugeborene durch die Muttermilch oder den mütterlichen Speichel erfolgen.

Jedes zehnte infizierte Kind zeigt Symptome wie Taubheit und geistige Behinderungen, etwa jedes dritte infizierte Kind stirbt durch diese Infektion. Ein besonderes Risiko tragen Schwangere, die als Pflegepersonal in Kinderkliniken oder Kindergärten tätig sind. Einen vorbeugenden Schutz gegen eine derartige Infektion gibt es nicht.

Windpocken

Auch das Windpockenvirus gehört in die Gruppe der Herpesviren. Es ist ein sehr ansteckendes Virus; die Erkrankungen treffen vorwiegend Kinder und treten im Winter und Frühjahr gehäuft auf. Die Übertragung erfolgt durch eine Tröpfcheninfektion aus dem Nasen-Rachenraum, aus der Tränenflüssigkeit oder der Flüssigkeit der typischen Windpockenbläschen. Die Ansteckungsfähigkeit beginnt 3 bis 4 Tage vor Ausbruch des Hautausschlages und hält bis zum 6. Tag des Hautausschlages an, gelegentlich sogar bis zum Abfallen der Borken. 95 % aller Frauen im gebärfähigen Alter sind durch eine bereits erfolgte Infektion vor einer Zweitinfektion geschützt. Daher ist eine Erstinfektion einer Schwangeren eher selten. Bei geschwächter Abwehrlage kann das Virus eine Gürtelrose verursachen. Man rechnet mit 2–7 Erstinfektionen in der Schwangerschaft pro 10.000 Schwangerschaften. In der Schwangerschaft wird die Erkrankung häufiger von einer Lungenentzündung begleitet.

Die Erkrankung

Die Windpocken beginnen 10 bis 14 Tage nach der Ansteckung als ein juckender Hautausschlag, begleitet von Fieber, Kopfschmerzen, Abgeschlagenheit und Muskelschmerzen. Aus kleinen Hautflecken entwickeln sich über kleine Hautknoten die später verschorfenden Bläschen. Der Verlauf ist meist schubartig und die Krusten fallen 1 bis 2 Wochen nach Krankheitsbeginn ohne Narbenbildung wieder ab (wenn nicht gekratzt wird!). Die Bläschen kommen außer an den Händen und Füßen überall vor.

Ringelröteln

Das Virus gehört in die Gruppe der Parvoviren und hat mit dem Erreger der Röteln nichts zu tun! Ca. 60 % aller Erwachsenen hatten bereits einmal Ringelröteln, Zweiterkrankungen sind aber möglich.

Info

Windpocken sind gefährlich für das ungeborene Kind

Bei einer mütterlichen **Ersterkrankung** wird das Virus durch den Mutterkuchen auf das Kind übertragen. Jede vierte mütterliche Erstinfektion führt zu einer kindlichen Infektion, davon zeigt jedes zweite Kind Symptome. Diese sind abhängig vom Schwangerschaftsalter zum Zeitpunkt der Infektion:

- Liegt dieser Zeitpunkt **vor der 20. SSW,** zeigen ca. 2% der später geborenen Kinder Hautnarben, Gliedmaßenunterentwicklungen und verschiedene Augen- und Hirndefekte.
- Mit **fortschreitendem Schwangerschaftsalter** scheint die Übertragungsrate auf die Kinder anzusteigen. Bei Infektionen in den **letzten drei SSW** sind ca. 50% der Kinder infiziert, ein Drittel davon erkrankt.
- Kommt es zu einer mütterlichen Erstinfektion zwischen dem **5. Tag vor der Geburt bis zwei Tage nach Geburt** muss in bis zu 30% aller Fälle mit schwersten, zum Teil tödlichen, kindlichen Komplikationen gerechnet werden (Lungenentzündungen, Gelbsucht, Blutgerinnungsstörungen).

Was können Sie tun?

Bei einem Kontakt zu einer erkrankten Person muss schnellstmöglich die Abwehrlage durch eine Blutuntersuchung festgestellt werden:

- Liegt ein Schutz vor, kann nichts passieren.
- Liegt kein Schutz vor, so kann man Windpocken innerhalb von 96 Stunden nach dem Kontakt auch in der Schwangerschaft durch die Gabe eines Hyperimmunglobulins (passive Prophylaxe) behandeln. Ob das ungeborene Kind durch die Behandlung der Schwangeren vor einer Ansteckung oder Erkrankung sicher geschützt wird, ist unklar. Das Risiko für schwere Folgen des Kindes wird aber deutlich vermindert.

Besonders im Frühsommer und Spätherbst tritt diese Erkrankung meist in Kindergärten und Schulen auf. Als besonders gefährdet gelten daher Erzieherinnen, Lehrerinnen, Personal aus Kinderarztpraxen und Kinderkliniken, Schulküchen und Cafeterias.

Die Erkrankung

Die Übertragung erfolgt durch Tröpfcheninfektion, infektiöses Essgeschirr oder durch Blut. Die Zeit zwischen der Infektion und dem Auftreten von Symptomen dauert 14–18 Tage. Die Übertragungsmöglichkeit auf andere Personen ist ab dem 4. Tag nach der Ansteckung möglich und erreicht ihren Höhepunkt vor Ausbruch des Hautausschlages. Mit dem Auftreten des Hautausschlages verringert sich dann die Übertragungsmöglichkeit. Die Erkrankung macht sich durch eine juckende, girlandenförmige oder schmetterlingsförmige Haurötung der Wangen (Ohrfeigen-Krankheit) mit Ausbreitung auf den Streckseiten der Arme und Beine sowie

Info

Ringelröteln können für das ungeborene Kind gefährlich werden

In der Schwangerschaft macht die Ringelrötelninfektion meist keinerlei Beschwerden. Eine Übertragung des Virus zum ungeborenen Kind erfolgt bei jeder 3. mütterlichen Erkrankung und ist zu jedem Zeitpunkt der Schwangerschaft möglich. Die Zeit zwischen der Infektion der Schwangeren und kindlicher Komplikationen kann 2 bis 18 Wochen betragen.

Die Infektion der ungeborenen Kinder kann völlig problemlos verlaufen, allerdings ist innerhalb der ersten 20 SSW das Risiko einer Fehlgeburt erhöht.

Jedes zehnte infizierte Kind zeigt auffällige Veränderungen. Durch die Hemmung der Neubildung von roten Blutkörperchen beim Kind kommt es zu einer Blutarmut, zu Wassereinlagerungen im Bauchraum, Brustkorb oder Herzbeutel des Kindes. Durch die Infektion des Herzmuskels kann es auch zum Absterben des Ungeborenen kommen.

Kindliche Missbildungen nach einer Erstinfektion sind bisher nicht nachgewiesen. In einzelnen Fällen allerdings wurde das Auftreten eines Wolfsrachens, von Augendefekten und Kieferfehlbildungen mit einer Ringelrötelninfektion in Verbindung gebracht.

des gesamten Oberkörpers bemerkbar und die Lymphknoten sind überall geschwollen. Bei Erwachsenen treten Gelenkbeschwerden und grippeähnliche Beschwerden auf. Bis zu 60 % der infizierten Erwachsenen zeigen aber keinerlei Symptome.

Genitalherpes

Der Erreger ist das Herpes simplex Virus vom Typ 1 oder 2. In Europa ist ein Virusbefall bei bis zu 16 % der Bevölkerung nachweisbar. Insgesamt geht man weltweit von einer Zunahme der die Genitalorgane betreffenden Herpesinfektionen aus.

Die Erkrankung

Das Wiederholungsrisiko während der Schwangerschaft beträgt bis zu 4 %. 75 % der Partner von betroffenen Schwangeren sind ebenfalls infiziert. Die Zeit zwischen der Ansteckung und dem Auftreten von Symptomen beträgt 2–12 Tage. Im Genitalbereich treten Beschwerden wie Schmerzen, Rötung, Brennen, Bläschenbildung auf. Dazu kommen eventuell Fieber, Abgeschlagenheit, Muskel- und Knochenschmerzen, Kopfschmerzen und Schwellungen der Leistenlymphknoten. Das Wiederholungsrisiko für erneute Beschwerden nach Abheilung beträgt etwa 50 % innerhalb der ersten 6 Monate, begünstigt durch Stresssituationen. 90 % der Kinder werden während der Geburt angesteckt. Bei mütterlicher Erstinfektion liegt das kindliche Ansteckungsrisiko unter der Geburt bei 50 %, bei Rezidiverkrankungen der Mutter bei nur max. 5 %.

Leberentzündungen (Hepatitis)

Lebererkrankungen durch eine Virusinfektion in der Schwangerschaft treten statistisch mit einer Häufigkeit von 1:300 bis 1:2000 auf. Die Hälfte der Erkrankungen wird durch das Hepatitis-B-Virus und 30 % durch das Hepatitis-A-Virus ausgelöst, die restlichen 20 % erkranken durch eine Infektion durch das Hepatitis-C, Hepa-

Info

Herpesviren können für das ungeborene Kind gefährlich werden

Neugeborene können bereits bei der Geburt, aber auch erst 4–6 Wochen später Beschwerden haben. Die Erkrankung kann bei Neugeborenen nur auf die Haut, Augen und den Mund beschränkt sein, aber auch die Leber, das Gehirn und andere Organe befallen. Eine Gehirnentzündung, schwere Atemstörungen und Krampfanfälle können auch ohne sichtbare Hautbläschen auftreten. Neugeborene, welche eine Gehirnentzündung überleben, behalten zu ca. 70 % dauerhafte Schäden.

Was können Sie tun?
Im Falle eines akuten Genitalherpes sollten Sie Ihr Kind vor Einsetzen der Wehen per Kaiserschnitt entbinden. Sprechen Sie mit Ihrem Arzt darüber. Dagegen ist die Prognose bei einer lokalen Herpesinfektion gut.

titis-D- und Hepatitis-E-Virus. Bei Hepatitis-B-, Hepatitis-C- und Hepatitis-D-Infektionen ist eine Übertragung auf das ungeborene Kind möglich. Kein Hepatitis-Virus löst Fehlbildungen aus! Sehr schwere Erkrankungsverläufe von Hepatitis A gehen aber mit einer erhöhten Zahl von Frühgeburten einher. Die Wahrscheinlichkeit eines dauerhaften Leberschadens beim Kind ist bei Infektionen mit Hepatitis B um den Geburtstermin herum besonders groß und führt in 90 % zu chronischen, besonders aggressiven Leberentzündungen der Kinder. Neugeborene von infizierten Müttern müssen nach der Geburt geimpft werden. Dadurch können 95 % der Kinder vor bleibenden Lebererkrankungen geschützt werden.

HPV-Infektion

Die Humanen Papillomviren, die Erreger dieser Infektion, gehört zu den Papovaviren. Genitale Feigwarzen und Zellveränderungen im Muttermundbereich sind die am häufigsten durch HPV-Viren verursachten Erkrankungen. Genitalwarzen sind die dritthäufigste, durch Geschlechtsverkehr übertragene Erkrankung in Westeuropa. Sie erscheinen als weiche, feuchte, kleine, rosafarbene Schwellungen; sie wachsen schnell und können auch gestielt auftreten. Das Wachstum wird durch die Schwangerschaft beschleunigt. Ein massiver Befall der Scheide und der Schamlippen durch diese Warzen sollte frühzeitig behandelt werden. Die Feigwarzen sind häufig durch Bakterien zusätzlich infiziert. Dadurch können

- Entzündungen der Eihäute,
- vorzeitige Blasensprünge und
- Wundheilungsstörungen bei Geburtsverletzungen entstehen.

Die gute Durchblutung der Feigwarzen kann bei normalen Geburten den Blutverlust beträchtlich erhöhen. Beim Durchtritt des Kindes durch den Geburtskanal besteht ein erhebliches Infektionsrisiko. Hartnäckige, kaum behandelbare Kehlkopfknoten wurden als Folge dieser Infektion bei den infizierten Kindern beobachtet.

AIDS (HIV-Infektion)

Das HI-Virus gehört zur Gruppe der Retroviren. Die Übertragung des Virus erfolgt durch den Geschlechtsverkehr (38 %), verunreinigte Drogenspritzen (41 %) und durch Blutübertragungen (2 %). Schwangere Frauen haben ein 50 % höheres Risiko, sich beim Geschlechtsverkehr mit heterosexuellen Männern zu infizieren als homosexuelle Männer untereinander. Bis zu 30 % der Kinder von HIV-positiven Schwangeren werden angesteckt. Die Übertragungshäufigkeit ist besonders hoch

- zum Schwangerschaftsbeginn,
- im letzten Schwangerschaftsdrittel und
- um den Entbindungszeitraum herum.

Sollte eine HIV-Infektion vorliegen, so wird Ihr Arzt Sie speziell beraten.

Infektionen durch Einzeller, Bakterien und Pilze

Toxoplasmose

Der Erreger heißt Toxoplasma gondii und ist ein in den Zellen lebender Parasit. Diese Erkrankung ist weltweit verbreitet. Die Infektion erfolgt über infizierten **Katzenkot** und das Essen oder Berühren von rohem Fleisch oder ungewaschenem Obst und Gemüse. Für die Übertragung auf den Menschen sind u.a. die im Katzendarm vorkommenden geschlechtlichen Vermehrungsformen der Toxoplasmen verantwortlich. Diese werden allerdings nur über eine kurze Zeit mit dem Katzenkot ausgeschieden und spielen daher bei der Übertragung auf den Menschen eine eher untergeordnete Rolle. Weit häufiger erfolgt die Übertragung durch das Berühren oder Essen von rohem Kuh- oder Puten- oder Schweinefleisch. Das rohe Fleisch enthält die infektiösen Toxoplasmenzysten. Bis zu 60 % aller Deutschen waren schon einmal (oft unbemerkt) an Toxoplasmose erkrankt und haben ausreichende Mengen von schützenden Antikörpern im Blut.

Die Erkrankung

Die Erstinfektion verläuft uncharakteristisch mit grippeähnlichen Beschwerden, leicht erhöhter Temperatur und Lymphknotenschwellungen.

Listeriose

Das Bakterium, das die Listeriose auslöst, heißt Listeria monocytogenes. Die Ansteckung erfolgt durch Schmutz- und Schmierinfektion, durch Nahrungsmittel, durch Nutz- oder Haustiere, Nagetiere und Vögel. Bei 0,3 % aller Schwangerschaften rechnet man mit dem Auftreten einer Listeriose.

Info

Eine Toxoplasmose ist für das ungeborene Kind gefährlich

Nur eine Erstinfektion kann zur Infektion der ungeborenen Kinder führen. Man rechnet mit 6–10 Erstinfektionen pro 1000 Schwangerschaften. In Abhängigkeit vom Schwangerschaftsalter kann eine kindliche Infektion zu einer Fehlgeburt oder anderen schweren kindlichen Erkrankungen führen. Spätschäden im Kindesalter sind ebenfalls möglich.

Die Erstinfektion in der Schwangerschaft bedeutet ein 50%iges Risiko einer kindlichen Infektion. Mit steigendem Schwangerschaftsalter steigt die Wahrscheinlichkeit der Infektion dabei an, aber die Gefahr einer schweren Erkrankung des Kindes sinkt gleichzeitig! Bis jetzt gelten alte Toxoplasmose-Erkrankungen für das Kind als ungefährlich.

Was können Sie tun?

Sollten Sie keinen Schutz besitzen, ist es wichtig

- auf den Genuss von rohem oder ungenügend gegartes Fleisch zu verzichten und nach Möglichkeit auch nicht mit diesem zu hantieren,
- den Kontakt mit Katzenkot zu meiden! Sie müssen nicht die Straßenseite wechseln, wenn Sie einer Katze begegnen. Sollten Sie eine Katze zu Hause haben, muss diese auch nicht abgeschafft werden! Werden Sie jedoch gekratzt, gebissen oder kommen eventuell mit Katzenkot in Berührung, so müssen Sie auf eine mögliche Ansteckung hin untersucht werden. Das Katzenklo sollte also zur Sicherheit jemand anderes säubern!
- Obst und Gemüse sollten Sie vor dem Essen gründlich waschen.
- Bei der Gartenarbeit sind jetzt Handschuhe sehr zu empfehlen.

Die Erkrankung

Diese Infektion verursacht zunächst unspezifische grippeähnliche Beschwerden, ein schlechtes Allgemeinbefinden, sich wiederholende Fieberschübe, Durchfälle, Hals- und Blasenentzündungen.

Info

Eine Listeriose ist gefährlich für Ihr Kind

Die Infektion wird durch den Mutterkuchen, aber auch als aufsteigende Infektion aus der Scheide in die Fruchthöhle hinein auf die Kinder übertragen. Unbehandelt kommt es nach zwei Wochen zum Fieberanstieg mit vorzeitiger Wehentätigkeit, Fehlgeburten und sogar dem Absterben der Ungeborenen.

Zwischen dem 1.–5. Lebenstag zeigen besonders Frühgeborene Zeichen einer Blutvergiftung mit Atemnot sowie Hautveränderungen. Ab dem 5. Lebenstag – hiervon sind meist reife Neugeborene betroffen – kommt es zur Hirnhaut- und Hirnentzündung. Selbst bei früh einsetzender Behandlung sterben 40–50 % der Neugeborenen innerhalb der ersten 5 Lebenstage, danach immerhin noch 10 %. Spätschäden wie ein Wasserkopf oder geistige Behinderungen sind möglich.

Syphilis (Lues)

Der Erreger ist Treponema pallidum und gehört zu der Gruppe der Spirochäten. Die Übertragung erfolgt durch den Geschlechtsverkehr und durch Blutübertragungen. Es handelt sich um eine in Zyklen verlaufende Erkrankung mit einem möglichen Organbefall. Die Übertragung auf das ungeborene Kind erfolgt ab dem 5. Schwangerschaftsmonat durch den Mutterkuchen hindurch. Je später die Infektion im Schwangerschaftsverlauf erfolgt, desto besser sind die kindlichen Überlebenschancen. Eine rechtzeitige Erkennung und Behandlung der Syphilis verhindert das Erkranken der Kinder. Da heute eine Infektion der Mutter durch einmalige Penicillingabe geheilt werden kann und auch das Kind nach der Entbindung gegebenenfalls antibiotisch behandelt wird, stellt Syphilis heute keine große Gefahr mehr dar.

Gonorrhö (Tripper)

Der Erreger dieser Erkrankung ist Neisseria gonorrhoeae, ein Bakterium. Diese Infektion ist die vierthäufigste sexuell übertragbare Erkrankung. Man rechnet auch heute mit einer Infektion bei immerhin bis zu 7 % aller Schwangeren. Bis zu 80 % dieser Erkrankung verlaufen ohne merkliche Beschwerden, sodass diese Schwangeren eine gefährliche Infektionsquelle für den Sexualpartner und das Kind darstellen. Die Ansteckung erfolgt fast ausschließlich durch den Geschlechtsverkehr; Schmierinfektionen sind möglich. Zwischen der Infektion und den ersten Beschwerden vergehen nur 2–7 Tage. Die Symptome sind ein schmerzhaftes Wasserlassen, Ausfluss oder Zeichen einer Eierstocksentzündung. Die Infektion des Kindes erfolgt unter der Geburt. Bei dem neugeborenen Kind kann eine eitrige Augenentzündung zur Erblindung führen. Auch Hautabszesse am Kopf oder Entzündungen an der Scheide, der Hirnhaut, den Gelenken und am Herzmuskel wurden bei infizierten Kindern beobachtet.

Info

Wichtiger Hinweis

Vorbeugend wird den Neugeborenen nach der Geburt die so genannte **Crede'sche Prophylaxe** verabreicht, d.h. in jedes Auge wird ein Tropfen einer 1 % Silbernitratlösung getropft. Möchten Sie das nicht, so müssen Sie dies mit Ihrer Unterschrift festlegen.

Scharlach

Die Erreger sind giftbildende A-Streptokokken. Die Übertragung erfolgt durch Tröpfcheninfektion. Die Zeit zwischen der Ansteckung und den ersten Beschwerden beträgt 2–5 Tage. Über Komplikationen bei Scharlach während der Schwangerschaft oder Schäden bei infizierten Kindern gibt es keine Berichte.

Keuchhusten

Der Erreger ist Bordetella pertussis, ein Bakterium, das zu der Familie der Brucella-Bakterien gehört. Die Infektion erfolgt über eine Tröpfchen- oder Schmierinfektion. Die Erreger verbleiben auf der Schleimhaut der Luftwege und gelangen nicht ins Blut. Auch das von den Bakterien abgegebene Gift, welches die Symptome verursacht, gelangt nicht ins Blut. Daher ist eine Infektion des Kindes während der Schwangerschaft nicht zu erwarten. Allerdings können die heftigen Hustenstöße eine Fehlgeburt auslösen. An Keuchhusten erkrankte Schwangere sollten daher medizinisch behandelt und betreut werden. Bei einer erkrankten Schwangeren um den Entbindungstermin herum sollten sowohl die Mutter als auch das Neugeborene ein Antibiotikum erhalten, um das Kind vor einer Ansteckung zu schützen.

Scheideninfektionen

Chlamydien

Chlamydien sind Bakterien, die in fremden Zellen leben. Sie sind auf einen fremden Stoffwechsel angewiesen und sind daher nur in Zellen anderer Organismen lebens- und vermehrungsfähig. Dieser Erreger wird beim Geschlechtsverkehr übertragen. 60 % aller Frauen gelten als infiziert, ohne das Symptome auftreten. Die Zeit zwischen der Infektion und möglichen Symptomen liegt zwischen 7 und 21 Tagen. Als Beschwerden durch eine Chlamydieninfektion gelten eitriger Ausfluss, Schmerzen beim Wasserlassen, gehäufter Harndrang und Unterbauchbeschwerden. Eine Chlamydieninfektion kann zum vorzeitigen Blasensprung, Frühgeburt und einem niedrigen Geburtsgewicht des Kindes führen. Während der Geburt kann der Erreger auf das Kind übertragen werden. Die Hälfte der infizierten Kinder zeigt Symptome wie:

- eitrige Bindehautentzündungen,

- Entzündungen des Nasenrachenraumes,
- Mittelohrentzündungen oder
- Lungenentzündungen.

Diese Erkrankungen können noch bis zu 10 Wochen nach der Entbindung auftreten. Chlamydieninfektionen sind während der Schwangerschaft mit Erythromycin, einem Antibiotikum, gut behandelbar. Die Therapie muss über einen relativ langen Zeitraum durchgeführt werden und die Heilung muss durch einen erneuten Kontrollabstrich gesichert werden.

Streptokokken B

Dabei handelt es sich um in Zweiergruppen zusammenliegende Kugelbakterien. Der Erreger ist bei ca. 30 % aller Frauen in der Scheide nachweisbar. Die Übertragung erfolgt aus dem Darm oder beim Geschlechtsverkehr. Während der Schwangerschaft sind ebenfalls bis zu 30 % aller Frauen chronisch infiziert; bei 15 % tritt der Erreger periodisch auf und bei 20 % vorübergehend. Die Kinder können nach einem Blasensprung oder beim Durchtritt durch die Scheide angesteckt werden. Selbst bei nicht gesprungener Fruchtblase ist eine Infektion des Kindes durch die intakten Eihäute hindurch möglich. Während der Schwangerschaft zeigen die betroffenen Schwangeren keine Symptome, es kann aber zu Fieber unter und nach der Geburt kommen. Das Erkrankungsrisiko des Kindes hängt von der Schwangerschaftsdauer ab. Reife Neugeborene erkranken unter 1 %, zu früh geborene Kinder bis zu 20 % und extrem untergewichtige Kinder zu 100 %. Bei der Infektion der Neugeborenen müssen Frühformen von Spätformen (1–6 Wochen nach der Geburt) unterschieden werden. Schwere Verläufe treten auf bei Infektionen der Kinder unmittelbar nach der Geburt und nehmen sehr rasch bedrohliche Ausmaße an. Durch eine Überschwemmung des Organismus mit diesen Bakterien kommt es zu einer Blutvergiftung verbunden mit Atemstörungen, Durchblutungsstörungen,

Herzjagen und Blutgerinnungsstörungen. Weitere Folgeerkrankungen können Hirnhautentzündungen, Knochenmarksentzündungen oder Gelenkentzündungen sein. Die Spätform verläuft in der Mehrzahl der Fälle als Hirnhautentzündung.

Bakterielle Scheideninfektinen

Als Erreger gilt Gardenella vaginalis. Durch eine Veränderung der normalen Scheidenkeimbesiedlung (Milchsäurebakterien) kommt es bei 10–25 % aller Schwangeren zu dieser Infektion. Übel riechender (fischartig), dünnflüssiger Ausfluss wird bemerkt. Die Übertragung wird durch den Geschlechtsverkehr begünstigt aber nicht dadurch verursacht. Diese Scheideninfektion geht mit einer erhöhten Rate von Frühgeburten, vorzeitigem Blasensprung, Fruchtwasserinfektionen und Gebärmutterschleimhaut-Infektionen im Wochenbett einher.

Trichomonaden

Der Erreger heißt Trichomonas vaginalis, ein Einzeller. Bei 2–30 % aller Frauen tritt diese Infektion im Schwangerschaftsverlauf auf. Grünlichgelber, schaumiger Ausfluss, zusammen mit Juckreiz, Scheidenschmerzen beim Geschlechtsverkehr und Brennen beim Wasserlassen können auftreten. Es kann zur vorzeitigen Wehentätigkeit, vorzeitigem Blasensprung, Frühgeburt und zu einer Gebärmutterschleimhautentzündung im Wochenbett kommen. Bei neugeborenen Mädchen besteht oft eine Scheideninfektion durch Trichomonaden.

Hefepilzinfektionen

In 80 % der Infektionen handelt es sich bei dem Erreger um Candida albicans. Bei etwa 30 % aller Schwangeren am Termin können Pilze in der Scheide nachgewiesen werden. Der ansteigende Progesteronspiegel im Schwangerschaftsverlauf erhöht das Infektionsrisiko. Weitere Risikofaktoren stellen eine mütterliche Zuckererkrankung, die Einnahme von Antibiotika oder Cortison, Alkohol- und Drogenmissbrauch dar. Es kommt zu weiß-gelblichem Ausfluss, Juckreiz, Brennen, Rötung und Schwellung der Scheide und zu Schmerzen beim Wasserlassen. Während der Geburt kommt es zu einer Infektion der kindlichen Haut, des Mundes und des Magendarm-Kanals. Unmittelbar nach der Geburt zeigen die Neugeborenen selten Symptome. Zwei bis vier Wochen nach der Geburt bekommen bis 90 % aller betroffenen Kinder einen Mundsoor oder einen wunden Po (Windeldermatitis).

Mykoplasmen und Ureaplasmen

Mykoplasmen und Ureaplasmen sind Erreger von sexuell übertragbaren Erkrankungen. Im engeren Sinne sind es keine Bakterien, da sie keine Zellwände besitzen. Ureaplasmen kommen häufig im Genitaltrakt von Frauen vor und führen nur selten zu Beschwerden. Mykoplasmen dagegen führen häufiger zu Eierstockentzündungen. Die Übertragung erfolgt durch Geschlechtsverkehr; das Infektionsrisiko steigt mit der sexuellen Aktivität und auch durch die Zahl der Partner an. Die Ansteckung der Kinder erfolgt während der Entbindung im Geburtskanal. Es wird ein Zusammenhang zwischen der Infektion mit diesen Erregern und Fehlgeburten, einem zu geringen Geburtsgewicht, Totgeburten vermutet. Das ist aber nicht sicher bewiesen. Neugeborene können an einer Hirnhautentzündung erkranken. Nachgewiesene Infektionen sollten in der Schwangerschaft medizinisch behandelt werden.

»Schwangerschaftsherpes«

Die Bezeichnung Schwangerschaftsherpes ist irreführend, denn es handelt sich hier nicht um eine Herpeserkrankung im medizinischen Sinn. Der Herpes gestationis (Pemphigus gravidarum) ist eine nichtinfektiöse Hauterkrankung, an der sowohl die Mutter als auch das Neugeborene erkranken können. Diese Erkrankung gilt als einzige Hauterkrankung, die ausschließlich in der Schwangerschaft und im Wochenbett auftritt. Etwa jede 3000. Schwangere ist davon betroffen; die Ursache ist unbekannt, hormonelle Veränderungen und Fehlfunktionen des Immunsystems werden vermutet.

Die Erkrankung

Die Erkrankung beginnt oftmals mit Fieber, Übelkeit und Kopfschmerzen. Danach entsteht ein quälender Juckreiz. An der Haut sind rote Bläschen zu sehen, die nach dem Zerplatzen mit braungelblichen, blutigen Krusten bedeckt sind. Besonders der Bauch, aber auch der Rücken, der Genitalbereich oder auch die Extremitäten können betroffen sein. Durch das Kratzen entstehen häufig eitrige Hautinfektionen. Die Neugeborenen können bis zum zweiten Lebenstag vorübergehend auffällige Hautveränderungen zeigen. Diese heilen aber innerhalb der ersten Lebenswoche ab. Ist das Baby geboren, heilen die Symptome innerhalb eines Monats ab. Sie können kurzzeitig erneut aufflammen, wenn die Regelblutung wieder eintritt oder orale Kontrazeptiva eingenommen werden.

Schwangerschaftsvergiftung

Der Begriff **»Schwangerschaftsvergiftung«** ist irreführend, aber dennoch wird er häufig für die Beschreibung von verschiedenen Erkrankungen im Schwangerschaftsverlauf genutzt. Es liegt dabei im eigentlichen Sinn überhaupt keine Vergiftung durch irgendein Gift vor, sondern es handelt sich um verschiedene schwangerschaftsbedingte Stoffwechselkrankheiten, die heute eher mit dem Begriff **»Gestose«** oder **»hypertensive (mit hohem Blutdruck einhergehende) Schwangerschaftserkrankungen«** bezeichnet werden. Im ersten Schwangerschaftsdrittel treten sogenannte **Frühgestosen**, im letzten Drittel sogenannte **Spätgestosen**, die sich als Präeklampsie bzw. Eklampsie darstellen, auf.

Frühgestosen

Zu den Frühgestosen werden die vor der 20. SSW auftretende Schwangerschaftsübelkeit (Emesis gravidarum), das unstillbare Schwangerschaftserbrechen (Hyperemesis gravidarum) und der Ptyalismus gravidarum gezählt. Der Ptyalismus ist ein starker, andauernder Speichelfluss von bis zu mehr als 1 Liter pro Tag. Das tritt aber selten auf und ist leider kaum erfolgreich behandelbar.

Spätgestosen

Symptome

Als wichtigste Symptome einer Spätgestose werden meist genannt:

- Ödeme (Edema)
- Eiweißausscheidung (Proteinurie)
- Bluthochdruck (Hypertension)

Aus diesen drei Leitsymptomen ergibt sich der heute nicht mehr gebräuchliche Name **»EPH-Gestose«**.

Als wichtiges Diagnosekriterium gilt zunächst ein zu hoher **Blutdruck**. Ein hoher Blutdruck tritt etwa bei jeder zehnten Schwangeren auf, schwere Formen davon aber nur bei 3 von 100 Schwangeren.

Jeder Blutdruckanstieg nach der 20. SSW, kombiniert mit einer **Eiweißausscheidung** im Urin, birgt die Gefahr einer Eklampsieentwicklung und bedarf einer engen medizinischen Betreuung. Um dem Eiweißverlust entgegenzuwirken, muss genügend Eiweiß zugeführt werden.

Alleinige **Wassereinlagerungen** im Körper sind nicht als krankhaft zu bewerten. Diese entstehen durch eine Veränderung der Gefäßwanddurchlässigkeit und der Bindungsfähigkeit von Blutbestandteilen in der Blutflüssigkeit. Nur wenn sich die Wassereinlagerungen sehr schnell (innerhalb von Stunden bis Tagen) entwickeln, ist das als Warnsignal für die Entwicklung einer Bluthochdruckerkrankung zu werten.

GUT ZU WISSEN

Ödeme gehören dazu!

Fast alle Schwangeren klagen über Wassereinlagerungen (Ödeme) in den Beinen, Händen und auch im Gesicht. Die Körperflüssigkeit steigt im Verlauf einer Schwangerschaft um mindestens 6–7 Liter an, oft sogar noch mehr. Das ist aber ganz normal.

Zunächst erhöht sich nur die Flüssigkeitsmenge in den Blutgefäßen. Durch die schwangerschaftsbedingte Abnahme des Eiweißgehaltes kann das Blut nicht mehr die Wassermoleküle innerhalb der Gefäße halten. Entsprechend der Schwerkraft sammelt sich diese Flüssigkeit nun – besonders abends – in den Beinen an. Während der Nachtruhe verteilt sich die Flüssigkeit um und so sind morgens oft die Hände und das Gesicht betroffen.

Ein Selbstbehandlungsversuch durch Reis- oder Obsttage oder die Einnahme von Entwässerungstabletten sollte aber unterbleiben!

Risikofaktoren

Begünstigend für die Ausbildung einer Gestose gelten:

- familiäre Veranlagung
- bereits bestehender Bluthochdruck
- Fettleibigkeit
- Diabetes mellitus
- jugendliches Alter oder Erstgebärende über 35 Jahre
- Mehrlingsschwangerschaften
- vermehrte Fruchtwassermenge

Ursache

Als Ursache dieser Erkrankungen wird eine Störung im Wechselspiel zwischen zwei Substanzen vermutet, welche auf die Blutgefäßwandspannung einwirken und zu einer schlechten Durchblutung von verschiedenen Organen führen. Weitere Faktoren für die Mangeldurchblutung sind:

- die Verschlechterung der Fließeigenschaften des Blutes,
- ein Flüssigkeitsverlust aus den Gefäßen in das Körpergewebe hinein und
- eine verstärkte Blutgerinnungsbereitschaft des Blutes.

Je nachdem, welches Organ betroffen ist, treten verschiedene Beschwerden und Laborwertveränderungen auf. Die auftretenden Beschwerden hängen von der Schwere der Durchblutungsstörungen ab.

Was können Sie tun?

Für die Schwangere ist die rechtzeitige Erkennung und konsequente Behandlung entscheidend. Je früher diese Erkrankung im Schwangerschaftsverlauf auftritt, desto größer sind die Gefahren für das ungeborene Kind, z. B.

- Fehl- oder Frühgeburt
- Untergewicht
- vorzeitige Ablösung des Mutterkuchens
- gehäuftes Auftreten eines Sauerstoffmangels

Ihr Arzt wird die Behandlung mit Ihnen besprechen. In leichten Fällen kann man mit diätetischen Maßnahmen gute Erfolge erzielen. Eine medikamentöse Senkung des Blutdrucks sollte nur unter strenger ärztlicher Kontrolle erfolgen. Im Extremfall ist eine vorzeitige Beendigung der Schwangerschaft unumgänglich, da die Eklampsie für Mutter und Kind gefährlich werden kann.

Info

Was ist eine Präeklampsie bzw. eine Eklampsie?

Unter **Präeklampsie** versteht man das Vorhandensein von hohem Blutdruck zusammen mit einer nachweisbaren **Eiweißausscheidung** im Urin. Treten dabei Kopfschmerzen, Schwindelgefühl, Ohrensausen, Augenflimmern, Schwarzsehen, Sterne sehen, Erblindungserscheinungen, Übelkeit, Erbrechen, eine gelbe Haut oder Schmerzen im Oberbauch hinzu, gelten diese Beschwerden als mögliche Vorboten einer drohenden Verschlechterung.

Bei einem Auftreten von Krampfanfällen der Schwangeren, begleitet von einer tiefen Bewusstlosigkeit, spricht man von der **Eklampsie**. Bei dieser schweren Verlaufsform kann es neben den Krampfanfällen zu Hirnblutungen, Wassereinlagerungen in den Lungen, Nieren-, Herz-, Leber- und zum Kreislaufversagen kommen.

Was ist ein HELLP-Syndrom?

Das HELLP-Syndrom ist eine besondere Verlaufsform einer Schwangerschaftsvergiftung.

Die einzelnen Buchstaben bezeichnen:

- **H** für Hämolyse (Zerstörung von roten Blutkörperchen)
- **EL** für erhöhte Leberwerte
- **LP** für eine erniedrigte Blutplättchenanzahl

Dies sind die Hauptsymptome dieser meistens mit einem hohen Blutdruck einhergehenden besonderen Schwangerschaftserkrankung. Heute geht man von einem Erkrankungsfall bei ca. 300 Geburten aus. Typisch sind dabei Oberbauchbeschwerden (in 90 % aller Fälle), die anfangs an eine Magen-Darm-Erkrankung denken lassen.

Diabetes mellitus und Schwangerschaftszucker

Eine Zuckererkrankung (Diabetes mellitus) liegt dann vor, wenn unter ganz normalen Alltagsbedingungen der Blutzuckerspiegel erhöht ist und meist auch Zucker mit dem Urin ausgeschieden wird. Dabei wird unterschieden zwischen dem Typ 1, dem jugendlichen Diabetes, der durch die Zerstörung der Insulin produzierenden Inselzellen der Bauchspeicheldrüse entsteht, und dem Typ 2, dem Erwachsenendiabetes, der durch Insulinresistenz (mangelndes Ansprechen auf Insulin) und nachlassende Insulinproduktion entsteht. Von einem Schwangerschaftszucker spricht man, wenn unter der vorliegenden Stoffwechselbelastung erhöhte Blutzuckerwerte auftreten. Echte Zuckererkrankungen treten bei 0,2 % und ein Schwangerschaftszucker bei bis zu 5 % aller Schwangerschaften auf.

Schwanger mit Diabetes

Besondere Betreuung ist wichtig!

Sind Sie als Diabetikerin schwanger, so sollten Sie sich an einen hierfür spezialisierten Frauenarzt wenden, der eng mit einem erfahrenen Internisten zusammenarbeitet. Bei einer bekannter Zuckererkrankung der Frau hat die Blutzuckereinstellung vor dem Eintreten einer Schwangerschaft entscheidende Bedeutung für deren Verlauf und Ausgang. Ebenso wichtig ist eine Abklärung möglicher bestehender Nierenfunktionseinschränkungen und Augenhintergrunderkrankungen bereits vor einer Schwangerschaft. Oft wird wegen der problematischen Betreuung ein Klinikaufenthalt mit einer fachübergreifenden ärztlichen Zusammenarbeit erforderlich sein.

Was passiert während der Schwangerschaft?

Im ersten Schwangerschaftsdrittel fällt durch ein in großen Mengen im Mutterkuchen freigesetztes Hormon (hCG) der Blutzucker ab und der Insulinbedarf sinkt. Von der 16.–ca. 28. SSW ist der Insulinbedarf mit dem Bedarf vor der Schwangerschaft vergleichbar. Danach steigt der Blutzucker kontinuierlich bis zur 36. SSW an und der Insulinbedarf wächst. Die Gefahr einer Unterzuckerung ist bis zur 16. SSW, zwischen der 28.–36. SSW und unmittelbar nach der Geburt besonders groß.

Welche besonderen Risiken ergeben sich?

Bei Diabetikerinnen ist die Fruchtwassermenge häufig stark vermehrt, was folgende Risiken mit sich bringt:

- vorzeitiger Blasensprung
- Frühgeburt
- Nabelschnurvorfall
- Wehenschwäche
- Lageanomalien
- starke Blutungen nach der Geburt

Bluthochdruck und Infektionen der Genitalorgane und der harnableitenden Wege treten gehäuft auf. In der Frühschwangerschaft wird oft über ein starkes Erbrechen geklagt.

Häufig sind die Kinder von Diabetikerinnen übergewichtig, die Anzahl der im Mutterleib absterbenden Kinder ist ebenfalls erhöht. Nach der Entbindung sind die Neugeborenen von einer möglichen Unterzuckerung und von Atemstörungen besonders bedroht.

Schwangerschaftszucker

Eine erst in der Schwangerschaft erkannte Störung des Zuckerstoffwechsels birgt – wie eine vorher bekannte Zuckererkrankung – hohe mütterliche und kindliche Risiken! Leider wird diese Erkrankung häufig gar nicht festgestellt und wenn, dann oft nicht ausreichend behandelt. Komplikationen für die Schwangere und ihr ungeborenes Kind können bei frühzeitiger Erkennung und konsequenter Behandlung verhindert werden.

Eine erhöhte Gefahr für das Auftreten eines Schwangerschaftszuckers besteht, wenn

- gehäuft Fehl- und/oder Frühgeburten in vorangegangenen Schwangerschaften aufgetreten sind,
- übergewichtige Kinder geboren wurden,
- tote Kinder oder Kinder mit Fehlbildungen geboren wurden,
- ein Schwangerschaftszucker schon einmal aufgetreten ist,
- in der Familie eine Häufung von Zuckererkrankungen vorliegt,
- eine vermehrte Fruchtwassermenge oder
- ein für das Schwangerschaftsalter zu großes Kind im Ultraschall festgestellt wird.

Auch das Auftreten von hohem Blutdruck, wiederholte Harnwegsinfektionen und Zuckerausscheidungen im Urin können Zeichen einer derartigen Erkrankung sein. Machen Sie Ihren Arzt darauf aufmerksam, wenn bei Ihnen einer der genannten Risikofaktoren auftritt.

Blutungen nach der 26. SSW

In bis zu jeder zehnten Schwangerschaft treten Blutungen nach der 26. SSW auf. Die Blutungsstärke sagt dabei nichts über die Ursache und den Ursprung aus und damit auch nichts über mögliche Folgen für die Schwangere und das noch ungeborene Kind. Blutungen in der Schwangerschaft sind auch heute noch die häufigste Ursache für den Tod von Frauen während der Schwangerschaft und unter der Geburt (ca. 3 Frauen bei 200.000 Lebendgeburten, also ca. 9–12 Frauen pro Jahr, in Deutschland).

Harmlose Blutungen

Oftmals kann die Ursache für eine Blutung völlig harmlos sein. Eine Blutung der Oberfläche des Muttermundes entsteht oftmals nach dem Geschlechtsverkehr, einer Scheidenuntersuchung durch den Frauenarzt oder die Hebamme und nach Abstrichen vom Muttermund. Das ist meist nur eine leichte und hellrote Blutung. Die sogenannte **»Zeichnungsblutung«** wird im Zusammenhang mit dem Geburtsbeginn beobachtet. Durch die Eröffnung und Verkürzung des Muttermundhalskanales und durch die eintretende Wehentätigkeit oder Dehnung wird blutiger Schleim in die Scheide abgegeben. Diese Blutung gilt als unsicheres Zeichen für das Einsetzen von Geburtswehen, kann aber auch ein Hinweis auf eine drohende Frühgeburt sein. Liegt der Mutterkuchen vor dem Ausgang der Gebärmutterhöhle, kann es zu einer schmerzlosen, hellroten Blutung kommen. Dabei versperrt der Mutterkuchen den natürlichen Geburtsweg des Kindes und stellt so eine Barriere zwischen der Gebärmutterhöhle und der Scheide dar. Das betrifft etwa 1 von 200 Schwangeren. Auch durch Geschlechtsverkehr kann es zu Verschiebungen zwischen der Gebärmutterwand und dem Mutterkuchen kommen und dabei zu einer Öffnung mütterlicher Blutgefäße führen. Wehenschmerzen werden dabei nur selten beschrieben.

Gefährliche Blutungen

Bei ca. 0,2–2,6 % der Schwangeren löst sich der Mutterkuchen vorzeitig ab. Nur in drei von vier Fällen wird dabei eine Blutung nach außen sichtbar, diese ist dann aber **auffallend dunkelrot**. Löst sich die Mutterkuchenmitte ab und der Mutterkuchenrand bleibt fest mit der Gebärmutterwand verbunden, blutet es nicht durch die Scheide! Erst ein Kreislaufzusammenbruch der Schwangeren oder der Tod des ungeborenen Kindes lassen eine solche Ablösung erkennen. **Plötzlich einsetzende starke Unterbauchbeschwerden** und eine **steinharte und bei Berührung sehr schmerzhafte**

Gebärmutter sind dafür sehr häufig erste Anzeichen. Begleitende Blutgerinnungsstörungen können das Leben der Mutter zusätzlich gefährden. Eine Ultraschalluntersuchung führt zur Klärung der Ursache und eine notfallmäßige Kaiserschnittentbindung ist häufig die einzige Behandlungsmöglichkeit. Zur Rettung der Schwangeren muss manchmal dabei sogar die Gebärmutter entfernt werden.

Info

Wichtiger Hinweis

Blutungen nach der 26. SSW können sehr gefährlich sein. Suchen Sie umgehend ihren Frauenarzt auf, besser noch, begeben Sie sich in eine Klinik für Geburtshilfe. Zögern Sie nicht zu lange! Niemand nimmt Ihnen einen »falschen Alarm« übel.

Durch Verschiebungen zwischen der Gebärmutterwand und dem Mutterkuchen kann es zu Blutungen aus dem Mutterkuchenrand kommen, man nennt das **Randsinusblutung**. Diese Diagnose kann nur bei Ausschluss anderer Blutungsursachen vermutet werden. Je nach Schwangerschaftsalter und Blutungsstärke wird abgewartet oder eine Entbindung eingeleitet. Das Zerreißen der Gebärmutter geht nur selten mit sichtbaren Blutungen einher. Dabei kommt es zu plötzlichen, heftigsten Schmerzen im Bauch, ununterbrochener Wehentätigkeit (Wehensturm) und blutigem Urin. Nur der sofortige Kaiserschnitt, oft zusammen mit der Entfernung der Gebärmutter, kann die Gefahr von Mutter und Kind abwenden.

Mangelhaftes kindliches Wachstum

Ein normales Wachstum des ungeborenen Kindes ist ein sicheres Zeichen für eine gesunde und ungestörte Entwicklung. Natürlich sind auch hier Abweichungen von den errechneten Durchschnittswerten in gewissen Grenzen erlaubt. Weicht aber das Wachstum des Kindes um mehr als 40 % von diesen Durchschnittswerten nach unten (oder oben) ab, sind krankhafte Zustände anzunehmen und eine kindliche **Mangelentwicklung** muss befürchtet werden.

Für das Erkennen einer kindlichen Wachstumsverzögerung ist die genaue Bestimmung des Entbindungstermins (siehe S. 14) und des daraus abgeleiteten Schwangerschaftsalters wichtig, denn nur dann kann der Entwicklungszustand genau beurteilt werden. Bei der Ultraschalluntersuchung bleibt ein gewisser Spielraum in der Begutachtung, daher unterscheidet Ihr Arzt folgende Möglichkeiten:

- Abweichungen um bis zu 13 Tagen (d. h. Ihr Kind ist z. B. so klein, wie es vor 13 Tagen hätte sein sollen) gelten als tolerabel.
- Ist ein Kind zwischen 14 und 20 Tagen kleiner, spricht man von einem **kleinen Kind**.
- Beträgt die Wachstumsverzögerung 21 und mehr Tage, gilt ein Kind als **zu klein**.

Die Klärung möglicher Ursachen, die Einschätzung der kindlichen Gefährdung und die Wahl des richtigen Entbindungszeitpunktes müssen nun im Mittelpunkt einer intensiven Betreuung durch Ihren behandelnden Frauenarzt stehen. Die Feststellung einer zurückgebliebenen kindlichen Entwicklung erlaubt aber keine Aussage über den Grad der gesundheitlichen Gefährdung, da die Ursachen dafür sehr verschieden sein können.

Ein **gleichmäßiger Entwicklungsrückstand** wird meistens bei Ultraschalluntersuchungen um die 26. SSW herum festgestellt. Dabei sind alle ermittelten Messwerte zu klein. Kinder mit einem gleichmäßigen Wachstumsrückstand haben in der Regel keine erhöhten Komplikationsraten.

Ein **ungleichmäßiger, dysproportionierter Entwicklungsrückstand** zeigt sich besonders an den Maßen des Brustkorb- und Bauchumfanges im Verhältnis zu normalen Kopfmesswerten. Dabei sind die Messwerte des Brustkorbes und Bauchumfanges des Kindes zu klein, die Messwerte des kindlichen Kopfes und des Oberschenkels bzw. Oberarmes aber meist normal. Das betrifft 70–80 % der mangelentwickelten Kinder. Besonders häufig tritt das bei Schwangerschaftsvergiftungen auf. Schwangerschaften, in denen ein solches asymmetrisches Wachstum auftritt, müssen häufiger durch eine Kaiserschnittentbindung (ca. jede Dritte) beendet werden. Die geborenen Kinder haben oft Anpassungsstörungen und es treten gehäuft Hirnblutungen und Infektionen auf.

Info

Welche Ursachen kann eine kindliche Mangelentwicklung haben?

Die Ursachen für eine Mangelentwicklung sind vielfältig, wobei bei einem Drittel dieser Kinder keinerlei Ursachen ermittelt werden können.

Ursachen, die beim Ungeborenen selbst liegen können, sind

- genetische Erkrankungen,
- Fehlbildungen,
- Infektionen und
- besondere Formen des Zwergwuchses.

Der Mutterkuchen und die Nabelschnur können genetisch verändert sein; z. B. kann eine der beiden Nabelschnurarterien fehlen, oder die Versorgungsfunktion des Mutterkuchens ist nicht mehr ausreichend gewährleistet.

Auch die Mutter kann zu einer Mangelversorgung beitragen, z. B. führen Nikotin-, Alkohol- oder Drogenmissbrauch ebenfalls zu einem kindlichen Untergewicht.

Schwangere die bereits untergewichtige Kinder geboren haben oder Fehl- oder Totgeburten hatten, sollten ebenfalls mit besonderer Aufmerksamkeit begleitet werden.

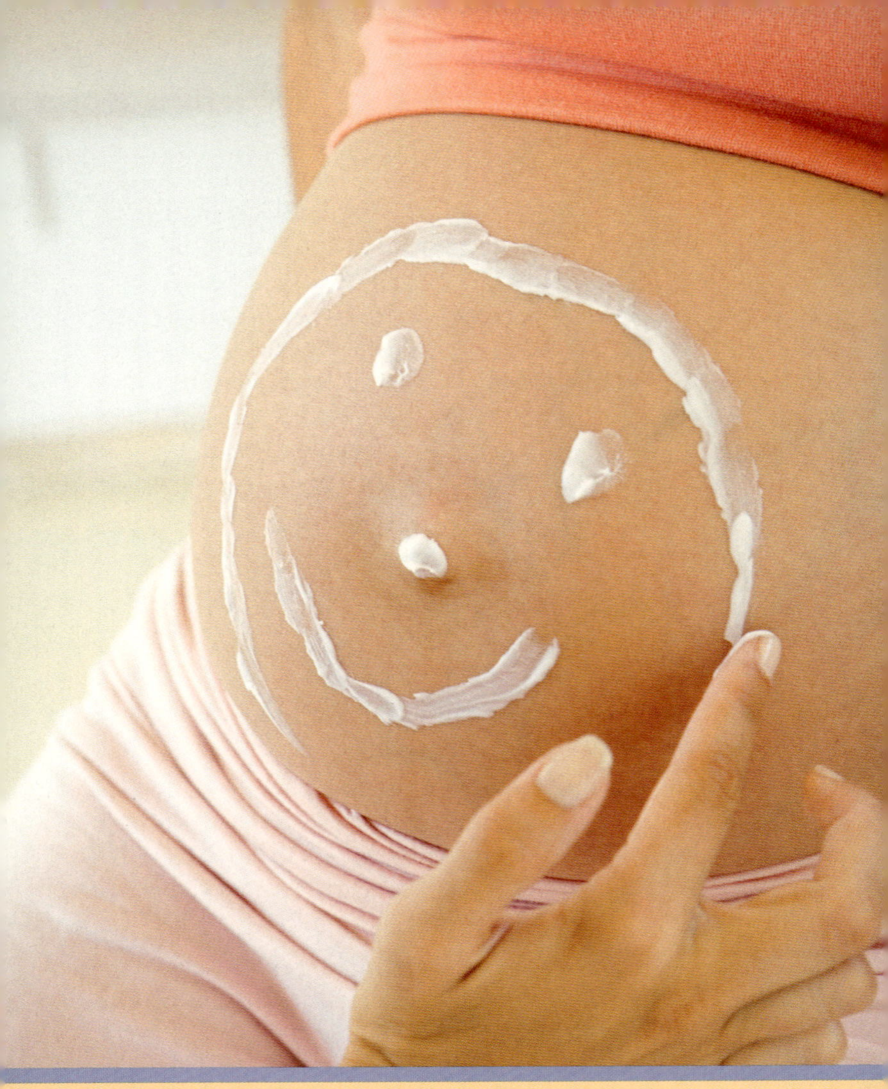

Die Schwangerschaft geht zu Ende

Eine aufregende Zeit liegt hinter Ihnen, endlich ist es so weit: Ihr Kind will auf die Welt. Kommt es pünktlich? Was müssen Sie vorher bedenken?

Die Geburt

Die Geburtsvorbereitung

Am besten besuchen Sie einen Schwangerschaftsgymnastikkurs. Hier erlernen Sie Entspannungs-, Atem- und Gymnastikübungen, die Ihnen die Geburt erleichtern:

- Sie erlernen durch die entsprechende Muskelentspannung das richtige Verhalten während der Muttermundseröffnung und bei der Geburt.
- Atemübungen helfen, Atemstörungen während der Geburt zu vermeiden.
- Das Erlernen der Zwerchfell- oder Bauchatmung ergänzt die Muskelentspannung zur Schmerzlinderung.
- Die Hechelatmung dient zur Ablenkung vom Geburtsschmerz und zur erforderlichen Unterdrückung des Pressdranges.
- Gymnastische Übungen erhalten die körperliche Leistungsfähigkeit und beugen körperlichen Fehlhaltungen vor.

Übungen zur Geburtsvorbereitung senken nachgewiesenermaßen die Geburtsdauer, die Häufigkeit von zu hohem Blutdruck in der Schwangerschaft und die Zahl der operativen Entbindungen. Sie sind ein wesentlicher Teil der Geburtsvorbereitung und jede Schwangere sollte daran teilnehmen. Aber bei vorzeitiger Wehentätigkeit, vorzeitig geöffnetem Muttermund oder Blutungen nach der 24. SSW sind diese vorbereitenden Maßnahmen zu unterlassen. Sie werden ganz sicherlich trotzdem Ihr Kind zur Welt bringen können.

AN WAS SIE DENKEN SOLLTEN

Zwillinge haben es manchmal sehr eilig

Melden Sie sich, vor allem bei Mehrlingsschwangerschaften, nicht zu spät zu einem Geburtsvorbereitungskurs an. Viele Zwillinge kommen 6–8 Wochen zu früh auf die Welt!

Wenn Ihr Kind nicht richtig liegt

Liegt Ihr Kind nicht richtig in der Gebärmutter, so kann man versuchen, das Kind in eine für die Geburt günstigere Position zu wenden. Etwa die Hälfte der Kinder lassen sich aus einer Beckenendlage in eine Schädellage wenden. Bei jedem vierten Kind sind dabei auffällige Veränderungen der Herzfrequenz zu beobachten, bei jeder 25. Wendung treten Blutungen auf, und nach jeder 50. Wendung ist sogar eine sofortige Kaiserschnittentbindung notwendig.

Insgesamt steht man heute der Wendung aus einer Beckenendlage eher kritisch gegenüber. Bis zur 32. SSW erfolgt meist die spontane Wendung in eine Schädellage durch das Kind selbst. Das ist aber auch noch später möglich.

Die äußere Wendung

Durch äußere Manipulationen kann etwa die Hälfte der Kinder aus Beckenendlagen in eine Schädellage gedreht werden. Der Erfolg dabei ist sehr von der Erfahrung des Geburtshelfers und der Berücksichtigung von bestimmten Auswahlkriterien abhängig. Bei mütterlichem Übergewicht, großen Kindern, Erstgebärenden und einem nach vorn oder hinten stehenden Rücken des Kindes in der Gebärmutter sind die Chancen für eine äußere Wendung minimal und sollten unterlassen werden.

Eine äußere Wendung sollte auf keinen Fall erfolgen bei:

- vorliegendem Mutterkuchen
- Blutungen in der Schwangerschaft
- einem vorzeitigem Blasensprung
- dem Verdacht auf ein Missverhältnis zwischen kindlichem Kopf und mütterlichem Becken

- auffälligen CTG-Verläufen
- kleinen Kindern mit verminderter Fruchtwassermenge
- früher erfolgten Kaiserschnitten
- einer Vorderwandplazenta
- Gebärmutteranomalien
- Nabelschnurumschlingungen
- gestreckter Kopfhaltung des Kindes

Auch bei größter Sorgfalt können Komplikationen auftreten. Daher sollten solche Eingriffe nur durchgeführt werden, wenn eine notfalls operative Entbindung und eine kinderärztliche Notfallversorgung sichergestellt werden.

Alternative Methoden

Es gibt viele alternative Methoden zur Wendung aus Beckenendlagen. Bei der »indischen Brücke« liegt die Schwangere über den Oberschenkeln des Partners in Rückenlage oder auf einem sogenannten Wendekissen. Die Gefahr eines Abdrückens des großen Blutgefäßes, welches Blut aus der unteren Körperhälfte zum Herzen der Schwangeren zurückführt (Vena-Cava-Kompressionssyndrom), ist so erheblich, dass die Schwangere meistens wegen des eigenen Unwohlseins die für das Kind gefährliche Situation rechtzeitig abbricht. Ernstzunehmende Statistiken über erfolgreiche Wendungen gibt es nicht. Weitere Methoden wie Berührungskontakte, der Körperwahrnehmung, Musiktherapie, Lichttherapie, Wasser-Shiatsu, Wassertherapie, Yoga, Reflexzonentherapie am Fuß, Ohrpflastertherapie und Homöopathie sind harmlos für Mutter und Kind. Eine Wirkung ist jedoch für keine dieser »Behandlungsmethoden« belegt.

Wo möchten Sie entbinden?

Die Klinik

Die meisten Frauen entscheiden sich für eine Entbindung in einer Klinik, da sie es beruhigend finden, dass im Notfall medizinische Hilfe schnell verfügbar ist. Die Verantwortung für die Geburt ruht hier auf den Ärzten. Viele Kliniken legen heute Wert darauf, die Atmosphäre der Kreißsäle angenehm zu gestalten, auch Wassergeburten sind fast überall möglich. Nach der Entbindung sind Sie einige Tage gut versorgt und erhalten Unterstützung bei der Pflege Ihres Kindes.

AN WAS SIE DENKEN SOLLTEN

Informieren Sie sich gut

Machen Sie sich im Vorfeld Gedanken darüber, wo Sie Ihr Kind entbinden möchten. Im Verlauf der Schwangerschaft können Sie sich die Kreißsäle der meisten Krankenhäuser in Führungen anschauen. Auch ambulant, in Geburtshäusern oder zu Hause können Sie Ihr Kind auf die Welt bringen.

Die ambulante Geburt

Fühlen Sie sich nach der Entbindung schnell wieder fit, so können Sie nach etwa sechs Stunden die Klinik verlassen. Am besten überlegen Sie bereits vor der Geburt, ob Sie schnell nach Hause möchten (Sie können aber auch spontan auf die Idee kommen). Besonders wichtig ist dann die Hebamme, die regelmäßig nach Ihnen und Ihrem Kind schaut. Die Vorteile der Sicherheit der Klinikentbindung und der Privatsphäre zu Hause lassen sich so gut verbinden.

Die Hausgeburt

In Deutschland wird eine Hausgeburt eher selten durchgeführt, anders als beispielsweise in Holland, wo jede fünfte Frau zu Hause entbindet. Verläuft die Schwangerschaft ohne Probleme und ist ein genügend großer Raum vorhanden, können Sie mit einer guten Hebamme durchaus Ihr Kind zu Hause auf die Welt bringen.

Das Geburtshaus

Geburtshäuser und -praxen sind von Hebammen geleitete Geburtseinrichtungen, denen manchmal auch Ärzte angehören. Häufig befinden sie sich in unmittelbarer Kliniknähe, so dass auf umfangreiche medizinische Technik weitgehend verzichtet wird. Die Grundidee der Geburtshäuser ist es, eine Alternative zur Kinikentbindung oder der Hausgeburt anzubieten und den Müttern und Familien eine sichere und überwachte Geburt im selbstbestimmten Rahmen zu ermöglichen. Untersuchungen haben gezeigt, dass Entbindungen in Geburtshäusern kein deutlich höheres Risiko für Mutter und Kind mit sich bringen. Der Vorteil eines Geburtshauses liegt in seiner intimen und individuellen Ausstattung. Auch die aktive Einbindung des Partners während der Geburt ist ein wesentlicher Vorzug der Geburtshäuser. Wer sich für die Geburt in einem Geburtshaus entscheidet, sollte sich spätestens zwei Monate vor dem Entbindungstermin mit dem Geburtshaus seiner Wahl in Verbindung setzen. So bleibt ausreichend Zeit, die Hebamme kennenzulernen und die Geburt zu dem Erlebnis zu machen, welches Sie sich wünschen.

Stellen Sie sich in der Entbindungsklinik vor

Hier wird ein Krankenblatt angelegt, in dem alle notwendigen und wichtigen Dinge aus Ihrer Vorgeschichte, dem Schwangerschaftsverlauf und aus vorangegangen Schwangerschaften erfasst werden. Wenn Sie dann später zur Entbindung in diese Klinik kommen und vielleicht schon schmerzhafte Wehen haben, müssen diese Formalitäten dann nicht auch noch erledigt werden. Manchmal müssen noch Befunde eingeholt werden, Rücksprache mit Ihrem betreuenden Frauenarzt geführt werden oder besondere Untersuchungen vor der Entbindung veranlasst werden. All das ist mit der Anmeldung dann aber schon im Vorfeld abgeklärt. Diese Anmeldung ist natürlich letztendlich unverbindlich. Wenn Sie sich noch für eine andere Klinik entscheiden sollten, stellen Sie sich dann dort bitte noch einmal vor (und sagen bitte der anderen Klinik zumindest telefonisch ab). Sollten Sie sich nun gar nicht angemeldet haben – wird man Sie natürlich auch entbinden!

AN WAS SIE DENKEN SOLLTEN

Die Anmeldung in der Entbindungsklinik

Bis zu der 33.–35. SSW sollten Sie sich für eine Entbindungsklinik entschieden haben und sich dann dort zur Entbindung anmelden. Diese **Anmeldung** dient zur rechtzeitigen Erledigung aller Formalitäten.

Auch das Kind bereitet sich vor

Bei zwei Drittel der Erstgebärenden senkt sich der kindliche Kopf drei bis vier Wochen vor der Geburt in das mütterliche Becken ein. Dazu nimmt das Kind das Kinn auf die Brust und das Hinterhaupt sinkt dann durch **Vorwehen** oder **Senkwehen** mehr oder weniger tief in das mütterliche Becken. Bei Mehrgebärenden findet dieser Vorgang normalerweise erst nach dem Einsetzen der Wehen statt.

Info

Komplikation durch Nabelschnurvorfall bei Blasensprung

Unter einem Blasensprung versteht man das Einreißen der Eihäute verbunden mit einem Abgang von Fruchtwasser aus der Fruchthöhle. Bei einem **regelrechten Verlauf** zerspringt die Fruchtblase erst kurz vor der vollständigen Muttermundseröffnung – unter der Geburt und oft begleitet von Wehen. Ab dem Zeitpunkt des Blasensprunges hat also die Geburt begonnen. Von einem vorzeitigen Blasensprung spricht man, wenn Fruchtwasser bereits vor Wehenbeginn verloren wird. Die größte, davon ausgehende Gefahr ist eine Infektion, da aus der Scheide jetzt ungehindert Erreger in die Gebärmutter und somit direkt zum Kind aufsteigen können.

Mitunter kommt es beim vorzeitigen Blasensprung zu einem **Nabelschnurvorfall**, wobei durch das Tiefertreten des Kopfes die Nabelschnur abgedrückt wird. Treten der Steiß oder sogar der Fuß des Kindes als Erstes in das mütterliche Becken ein, ist ein Abdrücken der Nabelschnur für eine längere Zeit sehr unwahrscheinlich. Bei Querlagen ist der Nabelschnurvorfall relativ harmlos, solange kein Arm des Kindes vorfällt und die tiefer eintretende kindliche Schulter die Nabelschnur abdrückt.

Bei einer **Schädellage** kann nach einem **Blasensprung** die Nabelschnur nur dann vor den Kopf des Kindes fallen, wenn eine Lücke zwischen der Beckenwand und dem Kopf des Kindes vorhanden ist. Bei normal großen Kindern am Termin ist das ein eher seltenes Ereignis. Aber genau in solchen Fällen (Nabelschnurvorfall bei einer Schädellage) besteht eine sehr große Gefahr für das Kind, da es nach dem Vorfall sofort zum Abdrücken der Nabelschnur zwischen den mütterlichen Knochen und dem Kopf des Kindes kommt. Dabei wird die Blutzufuhr zum Kind unterbrochen; wenn nicht innerhalb weniger Minuten dieses Zudrücken der Nabelschnur beseitigt wird, stirbt das Kind. Da ein Zurückschieben der Nabelschnur nicht möglich ist, kann in der Regel nur eine sofort durchgeführte operative Entbindung das Leben des Kindes retten.

Was können Sie tun?

Da Sie sich nie sicher sein können, wie weit der Kopf in das Becken eingetreten ist und ob ein Nabelschnurvorfall eintreten könnte, wird im Allgemeinen geraten, sich nach einem Blasensprung hinzulegen und sich liegend in einen Kreißsaal bringen zu lassen.

Kommt es vor der 37. SSW zu einem vorzeitigen Blasensprung – egal wie das Kind liegt – sollten Sie liegend, mit hoch gelagertem Becken, in die Klinik transportiert werden.

Es geht los

Man weiß bis heute nicht sicher, warum Wehen zu einem bestimmten Zeitpunkt einsetzen. Die Leistungsfähigkeit des Mutterkuchens zur Versorgung des Kindes nimmt zum Ende der

Schwangerschaft ab, obwohl der Bedarf des Kindes stetig weiter ansteigt. Man vermutet, dass dieses Missverhältnis Körpersignale auslöst, die zum Beginn des Geburtsvorganges führen. Welche Signale das sind, ist nicht genau bekannt. Die Geburt beginnt, wenn Zeichen eines Geburtsvorganges vorhanden sind:

- **Eröffnungswehen**, das sind regelmäßig auftretende, schmerzhafte Kontraktionen der Gebärmutter, die den Muttermund öffnen. Wenn mehr als 3 solcher Wehen innerhalb einer halben Stunde auftreten und darüber hinaus länger anhalten, sollten Sie umgehend einen Kreißsaal aufsuchen.
- Wenn **Fruchtwasser** abgeht, hat die Geburt begonnen, ganz gleich ob Wehen vorhanden sind oder nicht.

EINE FRAGE

Wie wirken eigentlich die Wehen und warum tun sie so weh?

Das Zusammenziehen des Gebärmutterkörpers bewirkt eine Druckerhöhung im Inneren der Gebärmutter. Das Kind wird dabei in »Richtung des geringsten Widerstandes« gedrückt, also in die Richtung des Gebärmutterausganges. Solange die Fruchtblase noch geschlossen ist, wirkt der Druck gleichmäßig auf die Fruchtblase und das Kind wird vor dem Wehendruck geschützt. Nach dem Zerreißen der Fruchtblase und dem Abgang des Fruchtwassers kommt der vorangehende Kindsteil in direkten Kontakt mit den mütterlichen Weichteilen und über einen Reflex (Ferguson-Reflex) kommt es zur Verstärkung der Wehen. In der Scheide entsteht ein Unterdruck, der eine Sogwirkung auf den vorangehenden Kindsteil ausübt und somit den Austritt mit herbeiführt.

Bei einer Wehe zieht sich die Gebärmutter immer mehr zusammen und dehnt dadurch den Muttermund schrittweise auf. Dieser Vorgang ist nur durch die Verankerung des Muttermundes im Becken möglich. Die Schmerzen werden durch die Verkürzung des Muttermundhalskanals, das Aufziehen des Muttermundes und die Dehnung des Beckenbodens verursacht.

- Das **»Zeichnen«** ist der Abgang eines meist blutigen Schleimpfropfens aus der Scheide und dies ist oft das erste Zeichen für ein baldiges Einsetzen der Geburt (siehe S. 144).

Gegen die Schmerzen kann man etwas tun!

Wehen werden als krampfartig oder wie Rückenschmerzen empfunden. Große Ängste können zu einer zunehmenden Verkrampfung der Entbindenden führen und dadurch den Geburtsschmerz noch steigern. Eine Linderung des Geburtsschmerzes kann für den Geburtsverlauf oft vorteilhaft sein. Deshalb sollten Sie nicht voreingenommen auf Schmerzmittel verzichten, da der Geburtsverlauf nicht vorhersehbar ist. Die heute eingesetzten Präparate schaden dabei weder der werdenden Mutter noch dem Kind. Informieren Sie sich bereits vor der Geburt über die verschiedenen Möglichkeiten:

- Durch den Einsatz von einem lokalen Betäubungsmittel kann eine zeitweise Ausschaltung der Geburtsschmerzen hervorgerufen werden.
- Bei der **Periduralanästhesie (PDA)** werden aus dem Rückenmark austretende Nerven betäubt und eine komplette, die gesamte Geburt anhaltende Schmerzausschaltung kann erreicht werden. Dazu wird vom Rücken aus ein lokales Betäubungsmittel zwischen die Haut, die das Rückenmark umhüllt, und den Knochenkanal des Rückenmarkes eingebracht. Die dort durchziehenden Nerven werden vom Betäubungsmittel umspült. Die Schmerzausschaltung kann so vollständig sein, dass auch ein Kaiserschnitt oder andere operative Eingriffe durch die Scheide schmerzlos möglich werden. Die Wehen bleiben dabei spürbar und die Schwangere kann – wenn notwendig – selbst pressen.
- Oft werden homöopathische oder pflanzliche Mittel zur Schmerzlinderung angeboten.

- Auch durch Akupunktur ist eine Schmerzlinderung und Entspannung zu erzielen, ebenso wie durch eine Reflexzonentherapie oder auch verschiedene Massagen.
- Es ist nachgewiesen, dass Atem- und Entspannungsübungen den Geburtsschmerz senken. Besuchen Sie einen Geburtsvorbereitungskurs, in dem Sie diese Übungen erlernen.
- Auch warme Bäder werden als angenehm empfunden.

Sie können zwischen verschiedenen Gebärhaltungen wählen

Sie werden es kaum für möglich halten, aber 31 Gebärhaltungen gelten als möglich. Sie werden oft nach dem Zeitpunkt unter der Geburt geordnet. So gibt es Gebärhaltungen nur für die frühe Eröffnungsphase, die frühe und die späte Eröffnungsphase, die späte Eröffnungsphase und die Austreibungsphase. Im Wesentlichen kann man dabei zwei Gruppen unterscheiden, die horizontalen Positionen (liegend) und die vertikalen Haltungen (stehend, hockend, sitzend).

Zusätzlich kommen dabei noch technische Hilfsmittel wie Gebärhocker, Gebärstühle, Gebärbälle, Seile oder Gebärbetten und -liegen hinzu. Gebärhocker mit einer relativ großen Höhe (von 40 cm und mehr) sollen im Vergleich mit niedrigeren Hockern Wassereinlagerungen und Schwellungen im Genitalbereich vermeiden helfen, da die Gefäße in der Leistenbeuge so nicht abgeknickt werden.

Häufig wird darüber erbittert gestritten, welche nun die beste und richtige Position ist. Dabei gilt es zwei Faktoren zu berücksichtigen: die Gebärende und das Kind! Bei einer **Rückenlage** der Gebärenden hat sich gezeigt, dass die Sauerstoffzufuhr zum Kind durch die Kompression der unteren Hohlvene und der Aorta am ungünstigen ist. Schon allein eine Lagerung in Links- oder Rechtsseitenlage erhöht die Sauerstoffversorgung des Kindes erheblich. Die **vertikalen Haltungen** haben demgegenüber deutliche Vorteile. Durch die Entlastung der oben genannten Gefäße, eine bessere Atmung, einen besseren Blutfluss und die Druckentlastung des Mutterkuchens wird das ungeborene Kind deutlich besser mit Sauerstoff versorgt.

Es kommen noch weitere Aspekte hinzu:

- Ausnutzung der Schwerkraft (nach dem Blasensprung), dadurch Unterstützung der Geburtsdynamik
- Verhinderung von Muskelverspannungen durch die Einnahme verschiedener Körperstellungen
- Begünstigung der Funktion und Koordination der Beckenbodenmuskulatur
- Verlauf des Geburtskanals ist gestreckt
- bessere Anpassung der kindlichen Längsachse an den Geburtskanal und die damit verbundene Erleichterung des Tiefertretens des Kindes
- bessere Wehenverarbeitung durch eine bessere Beweglichkeit der werdenden Mutter
- bessere Entspannung zwischen den Wehen
- Muttermundseröffnung erleichtert und gefördert, dadurch Verkürzung der Geburtsdauer
- Hilfestellung des Partners kann optimal eingesetzt werden

Bei der vertikalen Geburtshaltung entsteht eine angenehme Kommunikationsebene zwischen Gebärender und Hebamme, die Gebärende bleibt aktiv. Die Kontrolle des Geburtsvorgangs wird erleichtert. Mit Hilfe der eigenen Körperwahrnehmung sollte es jeder Frau möglich sein, ihre individuelle Geburtsstellung zu finden, in der sie aktiv das Geburtsgeschehen bestimmen und erleben kann. Dabei kann ein Wechsel zwischen verschiedenen Positionen im Geburtsverlauf nur dringend empfohlen werden.

Wenn es schnell gehen muss

Wenn unter der Geburt eine Gefährdung für die Mutter und/oder das Kind besteht und die Geburt schnell beendet werden muss, hat Ihr Arzt zwei Möglichkeiten:

- Eine Vakuumentbindung ist eine operative Entbindung des Kindes durch die mütterliche Scheide mittels eines Vakuumextraktors. In einer am kindlichen Schädel angesetzten Saugglocke wird mittels des Extraktors ein Unterdruck erzeugt, wodurch die Saugglocke fest am Kopf des Kindes haftet. Durch Zug an dieser Saugglocke kann das Kind aus der Scheide geboren werden und die Geburt des Kindes beschleunigt beendet werden.
- Eine Zangenentbindung (Forzeps) ist ebenfalls eine operative Entbindung des Kindes, um eine Geburt zu beschleunigen. Durch die Scheide werden an das Kind löffelartige Metallinstrumente gelegt, um das Kind aus dem Geburtskanal ziehen zu können.

Ein paar Worte zum Kaiserschnitt

Bei einem Kaiserschnitt wird das Kind durch die Bauchdecke hindurch auf die Welt geholt. Der **primäre** Kaiserschnitt wird vorbeugend durchgeführt, der **sekundäre** Kaiserschnitt wird bei mütterlicher und/oder kindlicher Gefährdung während des Geburtsverlaufes notwendig.

Grundsätzlich sollten Sie eher eine natürliche Geburt anstreben, denn auch wenn Kaiserschnittentbindungen heute häufig durchgeführt werden, kommt es immer wieder zu Komplikationen wie Verletzungen der mütterlichen Harnblase, des Harnleiters, Blutungen, Fruchtwasserembolien oder zu Narkosezwischenfällen.

Im Wochenbett kommt es nach rund jedem 10. Kaiserschnitt zu Harnwegsinfektionen, Wundheilungsstörungen, Blutarmut oder Gebärmutterschleimhautentzündungen. Sehr selten sind eine Blutvergiftung, ein Darmverschluss oder Gefäßverschlüsse. Bis zu 70 % der Schwangeren können nach einem Kaiserschnitt wieder auf normalem Weg Kinder gebären.

Die drohende Frühgeburt

Eine Frühgeburt liegt vor, wenn ein lebendes Kind vor der 37. SSW geboren wird, völlig unabhängig von dem Geburtsgewicht. Irrtümlicherweise wird unter einer Frühgeburt häufig ein Kind mit einem Geburtsgewicht **unter 2500 g** verstanden. Das ist nicht richtig, denn beispielsweise kann

- ein übergewichtiges Kind mit völlig unreifen Organen zu früh geboren werden (zum Beispiel beim Schwangerschaftszucker) oder
- ein sehr leichtes Kind termingerecht und gut entwickelt auf die Welt kommen.

Die Anzahl, der vor der 37. SSW geborenen Kinder beträgt rund 7 %. Je früher das Kind geboren wird und je kleiner das Geburtsgewicht des Kindes ist, desto größer ist das kindliche Risiko, nach der Geburt zu sterben oder dauerhaft bleibende Schäden davonzutragen. Die Verringerung der Anzahl von zu früh geborenen Kindern ist daher eine der vordringlichsten Aufgaben der Schwangerschaftsvorsorge und Geburtsmedizin!

Die drei wesentlichen Ursachen, die zu einer Frühgeburt führen können, sind

- Infektionen,
- Blutungen und
- Schwangerschaftsvergiftungen.

Mehrlingsschwangerschaften oder Operationen können die Dehnung der Gebärmuttermuskulatur behindern und durch einen vorzeitigen Blasensprung oder Wehen ebenfalls zur Frühgeburt führen.

EINE FRAGE

Woran erkenne ich eine drohende Frühgeburt?

Erste Symptome für eine drohende Frühgeburt sind

- Gebärmutterkontraktionen,
- regelähnliche Beschwerden,
- tief sitzende Rückenschmerzen,
- diffuse Unterbauchbeschwerden,
- ein Druckgefühl im Becken sowie
- der Abgang von wässrigen oder blutigen Scheidensekreten.

Die Abgrenzung von unbedenklichen Symptomen gegenüber ernstzunehmenden Anzeichen einer drohenden Frühgeburt sollte allein Ihr Frauenarzt beurteilen, sodass Sie bei auftretenden Beschwerden umgehend Ihren Arzt oder Ihre Entbindungsklinik aufsuchen müssen.

Was kann ich tun?

Wenn frühzeitig Wehen einsetzen, können Sie Folgendes tun:

Die Häufigkeit und die Stärke von vorzeitigen Wehen kann durch eine Bettruhe durchaus beeinflusst werden. Legen Sie sich bereits bei den ersten Anzeichen hin, kommt es oft zu einer wesentlichen Besserung.

- Eine Einschränkung der körperlichen Aktivität und der Verzicht auf Geschlechtsverkehr sind bei vorzeitig einsetzenden Wehen ebenfalls anzuraten.
- Auch eine Einnahme von Magnesium beugt dem Entstehen von vorzeitigen Wehen vor.

Auch mütterlicher oder kindlicher Stress kann eine Frühgeburt auslösen, denn dann werden bestimmte Substanzen freigesetzt, die in der Gebärmuttermuskulatur eine Wehentätigkeit auslösen können. Rauchen, Alkohol- oder Drogenmissbrauch gelten als wichtige und zugleich vermeidbare Ursachen für eine Frühgeburt.

Fehlgeburt

Von einer Fehlgeburt spricht man, wenn es zur Geburt eines noch nicht lebensfähigen Kindes kommt, also etwa bis zur 24. SSW. Heute endet noch ca. jede 7. bis 10. nachgewiesene Schwangerschaft als Fehlgeburt, dabei erfolgen rund 90 % aller Fehlgeburten bis zur 12. SSW. Bei etwa 25 % aller Schwangeren treten bis zur 16. SSW einmal Blutungen auf, davon erleidet die Hälfte der Frauen eine Fehlgeburt. Das Wiederholungsrisiko steigt mit der Anzahl der sich wiederholenden Fehlgeburten weiter an:

- nach einer Fehlgeburt auf 24 %
- nach zwei Fehlgeburten auf 26 %
- nach drei Fehlgeburten auf 32 %

Kommt es zu mehr als drei aufeinander folgenden Fehlgeburten im ersten Schwangerschaftsdrittel, spricht man von einer Fehlgeburtsneigung (habitueller Abort).

Formen der Fehlgeburt

Man unterscheidet die **einzeitige** von der **zweizeitigen** Fehlgeburt. Frühaborte – bis zur 12. SSW – erfolgen gewöhnlich einzeitig, d.h. die gesamte Fruchtanlage geht in einer einzigen Ausstoßung ab; man spricht auch von einer kompletten Fehlgeburt. Die

Info

Mögliche Ursachen einer Fehlgeburt

Man kennt eine ganze Reihe von möglichen Auslösern:

- Bei etwa der Hälfte aller Fehlgeburten werden **Entwicklungsstörungen der Fruchtanlage** als mögliche Ursache angesehen. Die Hauptursachen sind dafür genetische Fehlentwicklungen (Chromosomenanomalien).
- Gebärmuttermissbildungen oder ein defekter Verschlussmechanismus des Muttermundes gehören zu den weiteren Ursachen einer möglichen Fehlgeburt.
- Auch Vergiftungen, zum Beispiel durch Quecksilber, organische Lösungsmittel oder Röntgenstrahlen, können eine Fehlgeburt zur Folge haben.
- Eine andere Ursache ist die Unterfunktion des Schwangerschaftsgelbkörpers oder des Mutterkuchens. Ein in diesen Strukturen gebildetes Hormon (Progesteron) ist für die Einnistung und Entwicklung der Schwangerschaft notwendig. Bei einer zu geringen Produktion dieser Substanz treten dann Fehlgeburten auf.
- Ebenso gibt es bei Schilddrüsenerkrankungen und bei einer mütterlichen Zuckererkrankung ein gehäuftes Vorkommen von Fehlgeburten.
- Hochfieberhafte Erkrankungen der Schwangeren, meist durch Infektionserkrankungen hervorgerufen, können Wehen auslösen und zur Ausstoßung der Fruchtanlage führen.
- Auch einige der beschriebenen Infektionserkrankungen können eine Fehlgeburt zur Folge haben.
- Seelische Belastungen, Erschütterungen und Erregungen werden seit langem als Auslöser einer Fehlgeburt angesehen.

Trotz der vielen theoretisch möglichen Ursachen kann Ihr Arzt Ihnen oft keine genaue Ursache für die Fehlgeburt nennen. Lassen Sie sich nicht entmutigen! Viele Frauen, die ein oder sogar mehrere Fehlgeburten hatten, gebären in der Folge gesunde Kinder, oft mit ganz unproblematischen Schwangerschaftsverläufen.

zweizeitige Fehlgeburt ist typisch für den späten Abort (nach der 12. SSW). Dabei beginnt die Fehlgeburt mit Wehen oder Fruchtwasserabgang. Zuerst erfolgt die Ausstoßung des Kindes, danach die des Mutterkuchens und der Eihäute. Man nennt diese Form auch inkompletten Abort. Von einem **Verhaltenen Abort** (engl. **»missed abortion«**) spricht man, wenn das Kind abgestorben ist und ohne erkennbare Symptome in der Gebärmutterhöhle zurückgehalten wird. Blutungen treten dabei nicht auf. Der Tod des Kindes kann daher nur durch eine Ultraschalluntersuchung nachgewiesen werden. Verbleibt ein abgestorbenes Kind länger als 5 Wochen unbemerkt in der Gebärmutter, drohen der Schwangeren lebensgefährliche Blutgerinnungsstörungen und Blutungen.

Bei einer Fehlgeburt mit mütterlichem Fieber ist der unkomplizierte vom komplizierten Abort zu unterscheiden. Beim unkomplizierten fieberhaften Abort (max. 39° C) ist nur die Gebärmutterschleimhaut lokal entzündet. Sind die Eierstöcke oder das Bauchfell entzündet, kommt es zu sehr hohem Fieber (komplizierter fieberhafter Abort). Bei einem septischen Schock kommt es durch die Einschwemmung von Substanzen, die von Bakterien abgegeben werden, zu einem Versagen der mütterlichen Blutgerinnung und dies führt neben der Fehlgeburt auch noch zu einer Schädigung zahlreicher mütterlicher Organe.

Terminüberschreitung und Übertragung

Manche Kinder haben es nicht sehr eilig, auf die Welt zu kommen:

- Alle Kinder, die zwischen der 37. und der 41,6. SSW geboren werden, sind **am Termin** geboren.
- Schwangerschaften, bei denen der Entbindungszeitpunkt nach der 40. SSW liegt, gelten als **Terminüberschreitungen**.

- Von **Übertragungen** spricht man erst, wenn eine Schwangerschaft mehr als 13 Tage über den festgelegten Entbindungstermin hinaus bestehen bleibt.

Die Ursache für Übertragungen ist unbekannt. Bei sehr großen Kindern oder großen Fruchtwassermengen wird eine Überdehnung der Gebärmuttermuskulatur vermutet.

Bei Terminüberschreitungen wird Ihr Arzt noch einmal genau rechnen, denn es gilt, Rechenfehler und Irrtümer auszuschließen und anhand der Daten der letzen Regelblutung, der ersten Ultraschallbefunde und weiterer Untersuchungsbefunde den Entbindungstermin genau zu überprüfen. Echte Übertragungen sind sehr selten und sind meist auf Fehler in der Bestimmung des Entbindungstermins zurückzuführen.

Wie geht es dem Kind? Die Fruchtwasserspiegelung gibt Hinweise

Die Fruchtwasserspiegelung (Amnioskopie) dient zur Erkennung eines Sauerstoffmangels in der Spätschwangerschaft oder zum Zeitpunkt des Geburtsbeginnes, solange die Fruchtblase noch nicht gesprungen ist. Dabei wird ein Rohr durch den geöffneten Muttermundkanal an die Fruchtblase herangeschoben und das Aussehen des Fruchtwassers beurteilt:

- Bei einer guten Sauerstoffversorgung ist das Fruchtwasser milchig-trüb.
- Bei einem gelben Fruchtwasser kann eine Blutunverträglichkeit zwischen der Mutter und dem ungeborenen Kind vorliegen.
- Fleischwasserfarbenes Fruchtwasser ist nach einem Absterben des Kindes zu beobachten.

- Grünes bis erbsenbreiartiges Fruchtwasser entsteht durch das Absetzen des ersten Stuhlganges des Kindes. Diese Stuhlentleerung in die Fruchthöhle ist die Folge eines aufgetretenen Sauerstoffmangels des Kindes.

Probleme durch eine Fruchtwasseruntersuchung treten nur selten auf. Mit einem vorzeitigen Blasensprung muss etwa bei 1 % der Untersuchungen gerechnet werden. Wehen werden bei ca. 3 % der Untersuchungen ausgelöst. Nach dem Überschreiten des Entbindungstermins werden bei bis zu jeder 4. Fruchtwasserspiegelung Wehen ausgelöst, damit tritt sogar ein gewünschter Effekt ein.

Echte Übertragungen schaden dem Kind

Negative Auswirkungen einer echten Übertragung ergeben sich aus dem Nachlassen der Leistungsfähigkeit des Mutterkuchens hinsichtlich der Versorgung des Kindes. Das kann zu einer ernsthaften Gefährdung führen! Neugeborene nach Übertragungen zeigen das sogenannte **Clifford-Syndrom** in verschiedenen Schweregraden:

- ein Verlust an Unterhautfettgewebe und Körperflüssigkeit,
- ein durch den Versorgungsmangel bedingtes vorzeitiges Einsetzen der Darmtätigkeit mit Abgabe des Stuhlgangs in das Fruchtwasser sowie
- typische Hautveränderungen an den Händen und Füßen (Waschfrauenhände).

Liegen auffällige mütterliche oder kindliche Befunde vor, wird Ihr Arzt eine Geburtseinleitung vorschlagen.

GUT ZU WISSEN

Nicht drängeln!

Erfahrene Geburtshelfer empfehlen, Geburten bei vermeintlichen Übertragungen nicht mit aller Macht und allen Mitteln zu erzwingen. Auch Sie als Schwangere sollten hier nicht drängeln!

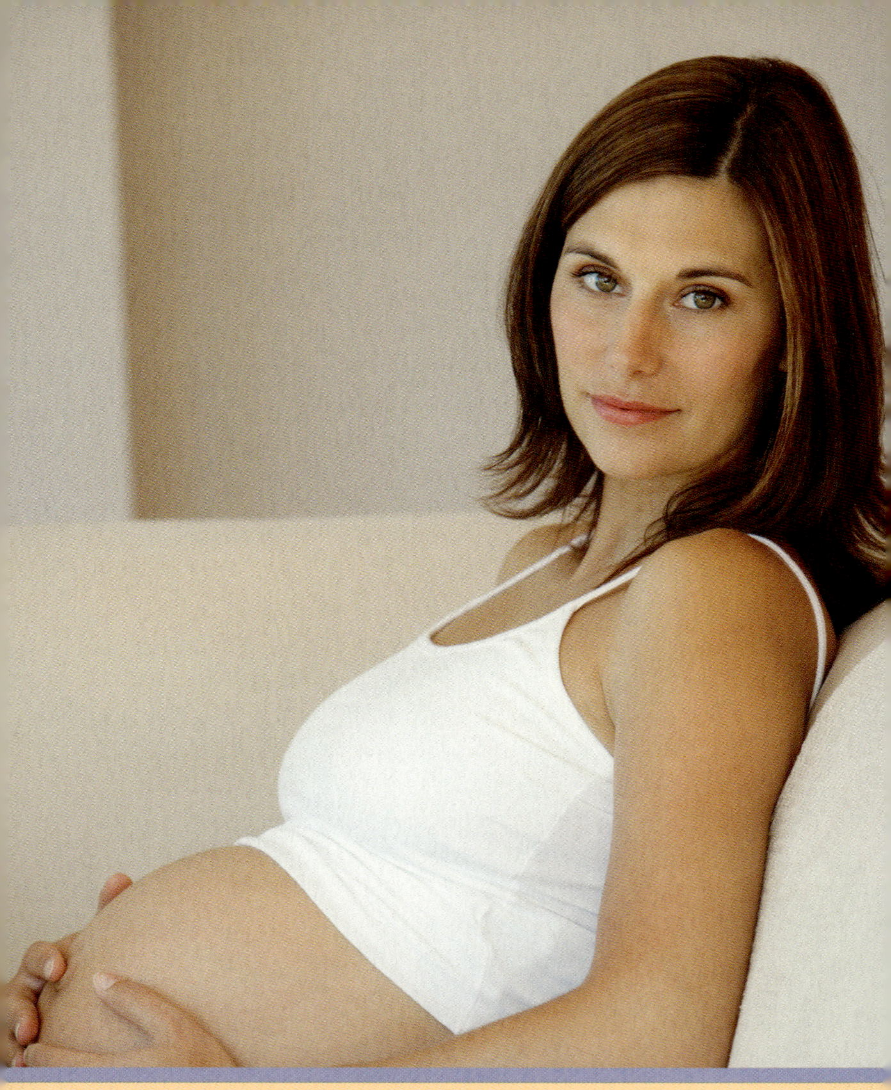

Der Gesetzgeber schützt Sie als Mutter

Jede Schwangere steht unter dem besonderen Schutz des Staates!

Der besondere Schutz – das Mutterschutzgesetz

Alle Frauen, die in einem Arbeitsverhältnis stehen, genießen während der Schwangerschaft und nach der Geburt einen besonderen Schutz. Das Mutterschutzgesetz schützt die schwangere Frau und die Mutter grundsätzlich vor Kündigung und in den meisten Fällen auch vor vorübergehender Minderung des Einkommens. Es schützt darüber hinaus die Gesundheit der (werdenden) Mutter und des Kindes vor Gefahren am Arbeitsplatz. Das Mutterschutzgesetz (MuSchG) gilt nur für Arbeitnehmerinnen und weibliche in Heimarbeit Beschäftigte. Hausfrauen und Selbständige fallen nicht unter den Mutterschutz. Für die Beamtin gilt eine besondere Regelung, die speziell im Beamtenrecht festgelegt ist.

Info

Wichtiger Hinweis

Die Regelungen bezüglich des Mutterschutzes, der Elternzeit sowie der finanziellen Leistungen sind ständigen Änderungen unterworfen. Aktuelle Informationen erhalten Sie beispielsweise beim Bundesministerium für Familie, Senioren, Frauen und Jugend (www.bmfsfj.de). Hier soll nur auf die wichtigsten Aspekte eingegangen werden.

Die Regelungen des Mutterschutzgesetzes können vom Arbeitgeber natürlich nur eingehalten werden, wenn er von Ihrer Schwangerschaft informiert ist. Deshalb informieren Sie Ihren Arbeitgeber frühzeitig über die Schwangerschaft. Ihr Arbeitgeber kann ein ärztliches Zeugnis über den Schwangerschaftseintritt und den mutmaßlichen Entbindungstermin verlangen. Auch eine Hebamme kann diese Bescheinigung ausstellen. Die Kosten dafür muss der Arbeitgeber übernehmen.

EINE FRAGE

Welche Bescheinigungen brauche ich, um das Mutterschaftsgeld zu beantragen?

Sie brauchen eine Bescheinigung über den mutmaßlichen Tag der Entbindung. Die Vorlage dieser Bescheinigung ist die Voraussetzung zur Zahlung des Mutterschaftsgeldes. Dabei sind das Ausstellungsdatum und das Untersuchungsdatum sehr wichtig. Diese Bescheinigung darf nicht früher als sieben Wochen vor dem zu erwartenden Tag der Entbindung und nur auf Grund einer ärztlichen Untersuchung ausgestellt werden.

Der besondere Fall: Die Bescheinigung über die Gewährung von Mutterschaftsgeld bei einer Frühgeburt

Im Falle einer Frühgeburt wird für 18 Wochen Mutterschaftsgeld von den Krankenkassen gezahlt. Voraussetzung hierfür ist eine Bescheinigung eines Arztes oder einer Hebamme, in der ein Geburtsgewicht von weniger als 2500 g vermerkt oder bei höherem Geburtsgewicht die nicht voll ausgebildeten Reifezeichen angegeben sind. Ein verlängertes Mutterschaftsgeld wird auch dann gezahlt, wenn das Kind nur wegen verfrühter Beendigung der Schwangerschaft (auch bei einem Geburtsgewicht von mehr als 2500 g) einer wesentlich erweiterten Pflege bedarf. Eine ärztliche Bescheinigung ist auch in diesem Fall erforderlich.

Die Schutzfristen

Vor und nach der Entbindung gibt es besondere Regelungen, die Ihnen Schutzfristen geben. In den letzten sechs Wochen vor dem mutmaßlichen Entbindungstermin ist jegliche berufliche Beschäftigung von Schwangeren verboten; es sei denn, dass Sie sich ausdrücklich, aber jederzeit widerrufbar, zur Arbeitsleistung bereit erklären. Nach der Entbindung dürfen Mütter sechs Wochen lang keinesfalls beschäftigt werden, selbst wenn sie dazu bereit wären.

Bei Frühgeburten und Mehrlingsgeburten beträgt diese Arbeitspause zwölf Wochen.

Der Kündigungsschutz

Während der Schwangerschaft, der ersten vier Monate nach der Geburt und bis zur Vollendung des 3. Lebensjahres Ihres Kindes (Elternzeit) besteht für berufstätige Frauen ein grundsätzlicher Kündigungsschutz. Wird Ihnen gekündigt, müssen Sie innerhalb von zwei Wochen durch ein ärztliches Zeugnis auf die Schwangerschaft hinweisen. Wird die Kündigung dann nicht zurückgenommen, müssen Sie umgehend das Arbeitsgericht bzw. das Gewerbeaufsichtsamt einschalten.

Beschäftigungsverbot

Liegt ein krankhafter Zustand im Schwangerschaftsverlauf vor, der Ihre Berufsausübung nicht möglich macht, erfolgt die Ausstellung einer Bescheinigung über Ihre Arbeitsunfähigkeit. Ein Beschäftigungsverbot kann von ärztlicher Seite erteilt werden, wenn Ihre berufliche Tätigkeit Ihre Gesundheit oder die Ihres ungeborenen Kindes gefährdet oder Ihren Schwangerschaftsverlauf nachweislich beeinträchtigen würde. Das ist eine vorbeugende Maßnahme, ohne dass ein wirklich krankhafter Zustand bereits eingetreten sein muss. Ihr Arbeitgeber ist gesetzlich verpflichtet, sich an die Bestimmungen des Mutterschutzgesetzes zu halten. Wenn Ihr Arbeitgeber diese Regeln während Ihrer Schwangerschaft nicht einhalten kann oder will oder Sie mit schweren körperlichen Arbeiten betraut, bei denen Sie Dämpfen, Hitze, Kälte, Erschütterungen, Nässe oder Lärm ausgesetzt sind, wird Ihnen ebenfalls ein Beschäftigungsverbot bescheinigt werden. Auch Akkord- und Fließbandarbeiten mit vorgeschriebenem Arbeitstempo oder fehlenden Erholungspausen sind nicht zulässig.

Die finanzielle Sicherheit

Die Krankenkasse übernimmt alle im Verlauf einer Schwangerschaft anfallenden Kosten, z. B. für die

- Vorsorgeuntersuchungen,
- ärztliche Betreuung,
- Hebammenhilfe,
- Versorgung mit Arznei-, Verband- und Heilmitteln,
- Entbindung,
- eventuell anfallende häusliche Pflege und die
- Bezahlung einer Haushaltshilfe.

Die ärztliche Betreuung wird während, bei und nach der Entbindung gewährt und schließt die Schwangerschaftsvorsorgeuntersuchungen ein. Als Schwangere sind Sie für die Schwangerschaftsvorsorgeuntersuchungen von der Arbeit freizustellen und dürfen dadurch keinen Verdienstausfall erleiden.

Die Hebammenhilfe umfasst

- die Beratung der Schwangeren,
- die Hilfe bei Schwangerschaftsbeschwerden,
- die CTG-Überwachung,
- die Geburtsvorbereitung in Gruppen,
- die Einzelunterweisung auf ärztliche Anordnung und
- die Hilfe bei der Entbindung sowie im Wochenbett.

Sie haben als Versicherte bei Schwangerschaftsbeschwerden und bei der Entbindung Anspruch auf kostenfreie Arznei-, Verbands- und Heilmittel. Die Entbindung umfasst die Unterkunft, Verpflegung und Pflege der Versicherten und des Neugeborenen in einem Krankenhaus. Der Anspruch umfasst die Aufnahme drei Tage vor der Entbindung. Die Dauer der stationären Behandlung ist auf sechs Tage begrenzt. Sollte eine Behandlung über den sechsten Tag hinaus notwendig sein, so kann die Zeit verlängert werden. Für die Entbindung können Sie das **Krankenhaus** grundsätzlich frei wählen. Sollte ohne zwingenden Grund ein anderes Krankenhaus als auf der ärztlichen Einweisung ausgewiesen wurde, gewählt werden, können Ihnen allerdings die Mehrkosten ganz oder teilweise auferlegt werden. Sie sollten sich daher rechtzeitig durch Ihre Krankenkasse beraten lassen.

Weitere Unterstützung

Ihnen kann auf Antrag eine **häusliche Pflege** zur persönlichen Betreuung gewährt werden. Dieser Anspruch entfällt oder reduziert sich, wenn eine im Haushalt lebende Person Sie ganz oder teilweise pflegen und versorgen kann. Eine Haushaltshilfe kann Ihnen gewährt werden, wenn Sie durch die Schwangerschaft oder Entbindung nicht in der Lage ist, die Weiterführung des Haushaltes zu übernehmen und auch, wenn eine andere im Haushalt lebende Person den Haushalt nicht weiterführen kann. Während der Schwangerschaft wird eine Haushaltshilfe nur in Ausnahmefällen gewährt, zum Beispiel bei einer verordneten strengen Bettruhe. Die häusliche Pflege und die Haushaltshilfe müssen Sie bei der Krankenkasse beantragen. Das einzureichende ärztliche Attest muss Angaben über die voraussichtliche Dauer der erforderlichen Maßnahme enthalten und bei häuslicher Pflege auch noch Angaben über den Grund, die Art und den Umfang der Leistungen.

Das Mutterschaftsgeld

Für die Höhe des Mutterschaftsgeldes gibt es eine Reihe verschiedener Regelungen:

- Schwangere Frauen, die in einem **Arbeits- oder Heimarbeitsverhältnis** stehen und eigenständig in der gesetzlichen Krankenkasse versichert sind, erhalten von ihrer Krankenkasse für die Zeit der gesetzlichen Schutzfristen Mutterschaftsgeld in

Höhe von maximal 13 Euro pro Kalendertag. Eine eventuelle Differenz zu dem um die gesetzlichen Abzüge verminderten Arbeitsentgelt zahlt der Arbeitgeber.

- **Arbeitslose** Frauen erhalten ein Mutterschaftsentgelt in Höhe der zuletzt durch die Agentur für Arbeit bezogenen Leistungen.
- Gesetzlich versicherte Frauen mit Anspruch auf Krankengeld, die ohne Arbeitsverhältnis sind, bekommen von der Krankenkasse Mutterschaftsgeld in Höhe des Krankengeldes.
- Arbeitnehmerinnen, die **privat** versichert sind, oder auch **familienversicherte** Frauen haben ebenso Anspruch auf Mutterschaftsgeld und einen Arbeitgeberzuschuss.

Das Mutterschaftsgeld ist auf insgesamt 210 Euro begrenzt und wird vom Bundesversicherungsamt (Mutterschaftsgeldstelle, Friedrich-Ebert-Allee 38, 53113 Bonn, Tel. 0228/619-1888) ausgezahlt. Für die Zahlung des Mutterschaftsgeldes ist ein Antrag bei der Krankenkasse bzw. beim Bundesversicherungsamt notwendig.

Das Elterngeld

Das Elterngeld ersetzt für alle Eltern, deren Kind nach dem 01.01.07 geboren ist, das Erziehungsgeld. Alle Eltern haben einen Anspruch auf Elterngeld, die

- ihre Kinder nach der Geburt selbst betreuen und erziehen,
- nicht mehr als 30 Stunden in der Woche erwerbstätig sind,
- mit ihren Kindern in einem Haushalt leben und
- einen Wohnsitz bzw. ihren gewöhnlichen Aufenthalt in Deutschland haben.

Die Höhe des Elterngeldes richtet sich nach dem durchschnittlichen persönlichen Nettoeinkommen der Eltern. Es ersetzt 67% des nach der Geburt wegfallenden Einkommens bis maximal 1800 Euro, mindestens jedoch 300 Euro. Die Höhe richtet sich nach dem durchschnittlichen Nettoeinkommen der letzten 12 Monate vor der Geburt. Erhält die Mutter das Elterngeld, sind die letzen 12 Monate vor den Schutzfristen ausschlaggebend, ansonsten der Geburtstermin des Kindes. Geringverdiener, mit einem Einkommen unter 1000 Euro erhalten bis zu 100% Lohnersatz. Für alle 20 Euro, die das Einkommen von 1000 Euro unterschritten wird, erhöht sich das Elterngeld um 1 Prozent.

Es gibt noch einige besondere Regelungen:

- Alleinerziehende, die vor der Geburt berufstätig waren, können 14 Monate lang das Elterngeld beziehen. Ebenso kann der Förderungszeitraum auf 28 Monate verdoppelt werden – dann aber bei einem halbierten Elterngeldbetrag.
- Bei Mehrlingen erhöht sich das Elterngeld um je 300 Euro für jedes weitere Kind.
- Wird eine Frau in der Elternzeit erneut schwanger, werden zur Einkommensberechnung die Zeiträume des Mutterschaftsgeldes und des Elterngeldes ausgeklammert.
- Werden in einer Familie bereits zwei Kinder unter drei Jahren oder drei Kinder unter sechs Jahren betreut, erhöht sich das Elterngeld um 10 %, mindestens aber um 75 Euro.
- Die 8 Wochen des Erhaltes von Mutterschaftsgeld einschließlich des Arbeitgeberanteiles werden auf das Elterngeld für die Mutter angerechnet, der Zeitraum des Elterngeldes verlängert sich durch die Leistungen des Mutterschaftsgeldes nicht.
- Arbeitslosengeld II, Sozialhilfe, Unterhalt, Wohngeld, und Kinderzuschläge oberhalb von 300 Euro werden als Einkommen berücksichtigt, Beträge bis 300 Euro bleiben anrechnungsfrei.
- Das Elterngeld ist zwar steuerfrei, wird aber bei der Berechnung des gemeinsamen zu versteuernden Einkommens mitangerechnet.

Ein Elternteil kann höchstens 12 Monate Elterngeld beziehen, zwei »Bonusmonate« kommen hinzu, wenn auch der Partner für mindestens zwei Monate Elterngeld beantragt. Das Elterngeld wird an Erwerbstätige, Selbstständige, Studierende, Auszubildende, Adoptiveltern oder sogar an Verwandte dritten Grades gezahlt. Der Antrag auf Elterngeld kann ab dem Tag der Geburt gestellt werden und wird bei der alten Erziehungsgeldstelle abgegeben.

Das Kindergeld und Kinderbetreuungskosten

Für das 1.–3. Kind beträgt das Kindergeld derzeit 154 Euro monatlich, für jedes weitere Kind sind das 179 Euro. Bei einem geringen Einkommen der Eltern kann zusätzlich ein Kindergeldzuschlag von 140 Euro pro Kind gezahlt werden.

Die steuerlichen Freibeträge liegen pro Jahr bei 1824 Euro (bei getrennter Veranlagung) und bei 3648 Euro (bei gemeinsamer Veranlagung der Eltern). Dazu kommt ein Freibetrag für die Betreuung und Erziehung bzw. Ausbildung jedes Kindes(0–25 Jahre) von 1080 Euro (getrennte Veranlagung) bzw. 2160 Euro (gemeinsame Veranlagung) pro Jahr. Die sich aus den Freibeträgen ergebende Steuerersparnis verrechnen die Finanzämter mit dem Kindergeld. Sind beide Elternteile oder die Alleinerziehende berufstätig, können für Kinder bis zum 14. Lebensjahr zwei Drittel der nachzuweisenden erwerbsbedingten Kinderbetreuungskosten, höchstens 4000 Euro pro Kind und Jahr, geltend gemacht werden.

Eltern und Alleinerziehende, die nicht erwerbstätig sind, können zwischen dem dritten und sechsten Geburtstag ebenfalls zwei Drittel der Kinderbetreuungskosten (max. 4000 Euro pro Kind und Jahr) steuerlich absetzen. Das gilt auch, wenn nur ein Elternteil erwerbstätig ist. Vor oder nach diesem Zeitraum anfallende Kosten können als haushaltsnahe Dienstleistungen in Höhe von 600 Euro steuerlich geltend gemacht werden.

Die Elternzeit

Der Anspruch auf Erziehungsurlaub besteht für jeden in einem Arbeitsverhältnis stehenden Elternteil bis zur Vollendung des 3. Lebensjahres des Kindes. Das gilt unter bestimmten Voraussetzungen auch für Verwandte, die in einem Arbeitsverhältnis stehen. Mit Zustimmung des Arbeitgebers kann davon ein Anteil von bis zu 12 weiteren Monaten auch zwischen dem 3. und 8. Geburtstag des Kindes als Elternzeit genommen werden. Die Mutter kann den Erziehungsurlaub erst nach Ablauf der gesetzlichen Schutzfrist antreten, Väter bereits während der Mutterschutzfrist. Mit Zustimmung des Arbeitgebers kann der Erziehungsurlaub auf zwei Zeitabschnitte verteilt werden, wobei Eltern ihren Erziehungsurlaub ganz oder anteilig auch zusammen nehmen können. Soll der Erziehungsurlaub sich unmittelbar an die Entbindung oder die Schutzfristen anschließen, muss bis spätestens 6 Wochen vor Beginn Ihr Arbeitgeber schriftlich davon in Kenntnis gesetzt werden. Dabei werden die Zeiträume des Erziehungsurlaubes für die ersten zwei Jahre verbindlich festgelegt. Eine spätere Änderung ist nur mit Zustimmung des Arbeitgebers möglich. Ist der Beginn des Erziehungsurlaubes für einen späteren Zeitpunkt geplant, beträgt die Anmeldefrist acht Wochen. Während des Erziehungsurlaubes besteht ein Kündigungsschutz, auch wenn während des Erziehungsurlaubes eine zulässige Teilzeitarbeit bei Ihrem Arbeitgeber ausgeübt wird. Der Kündigungsschutz besteht frühestens ab der Anmeldung des Erziehungsurlaubes oder ab acht Wochen vor Beginn. Nach Ende des Erziehungsurlaubes besteht ein Anspruch auf eine gleich qualifizierte und bezahlte Stelle, nicht aber auf den gleichen Arbeitsplatz.

Der Versicherungsschutz nach der Entbindung

Gesetzlich Krankenversicherte bleiben während des Bezuges von Mutterschafts- und Erziehungsgeld und während der gesamten Elternzeit beitragsfrei. Die Betragsfreiheit erstreckt sich aber nur auf das Erziehungsgeld, nicht aber auf weitere beitragspflichtige Einnahmen. In der gesetzlichen Rentenversicherung werden die ersten drei Erziehungsjahre beitragsfrei gutgeschrieben.

EINE FRAGE

Gelten für Alleinerziehende noch andere besondere Regelungen?

Kinder allein stehender Mütter erhalten den Familiennamen der Mutter. Der Unterhaltsanspruch des Kindes richtet sich nach der Lebensstellung der Mutter und auch des Vaters. Wird der Mindest-Unterhalt nicht gezahlt, können Alleinerziehende bei dem zuständigen Jugendamt einen Unterhaltsvorschuss für die Dauer von maximal 72 Monaten beantragen. Für die Vergangenheit kann Unterhalt nur verlangt werden, wenn der Anspruch vorher geltend gemacht worden ist.

- Für Kinder unter sechs Jahren beträgt dieser Zuschuss derzeit 127 Euro (alte Bundesländer), und 111 Euro (neue Bundesländer).
- Für Kinder zwischen sechs und zwölf Jahren beträgt der Vorschuss 170 Euro (alte Bundesländer) bzw. 151 Euro (neue Bundesländer).

Für das Jahr 2006 erhalten Alleinerziehende einen steuerlichen Entlastungsbetrag von 1308 Euro.

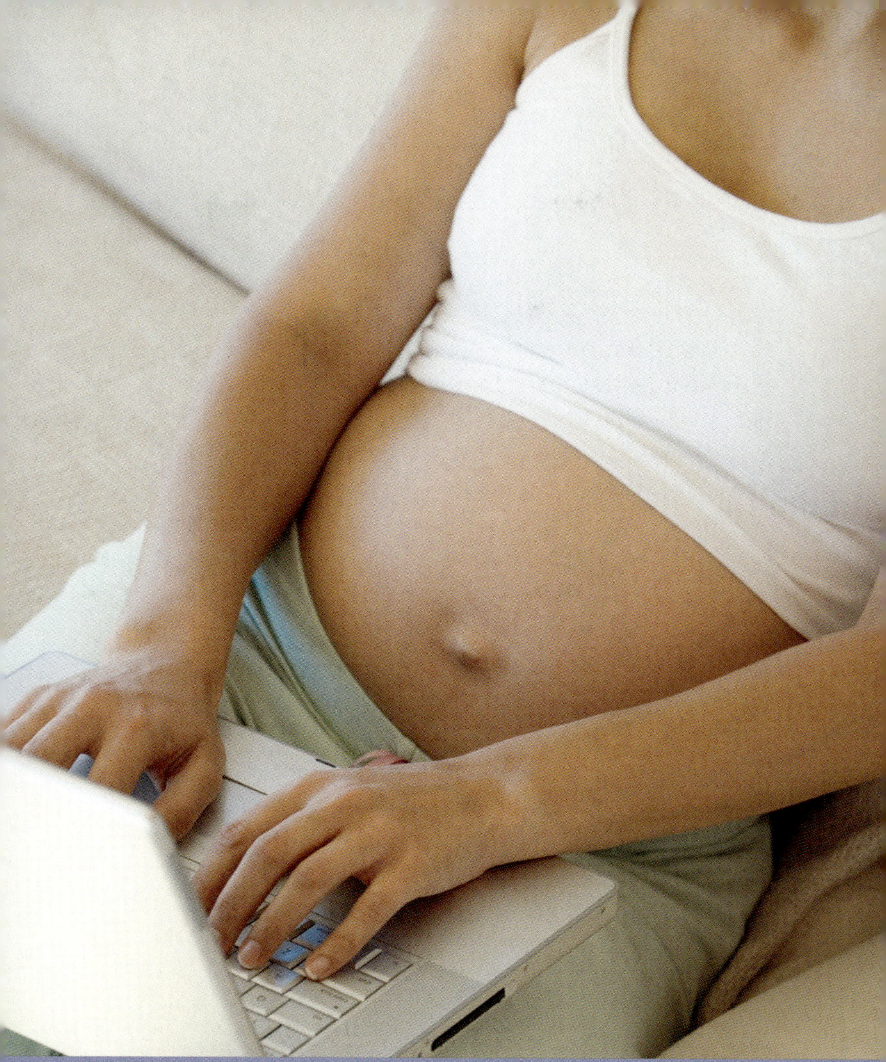

Häufige Fragen und Antworten

Manche Fragen stellt sich jede Schwangere. Hier finden Sie die Antworten.

Beschwerden während der Schwangerschaft

Was brennt hinter dem Brustbein?

Im Schwangerschaftsverlauf steigt der Platzbedarf im Bauchraum; das obere Drittel Ihres Magens verlagert sich in den Brustkorb hinein. Dadurch kann die Magensäure ungehindert in die Speiseröhre gelangen, da jetzt der Verschluss des Magens zur Speiseröhre durch das Zwerchfell fehlt. Die Magensäure verursacht eine Verätzung der Schleimhaut in der Speiseröhre; dieses macht sich durch ein sehr unangenehmes Brennen hinter dem Brustbein bis hinauf zum Rachen bemerkbar, das sogenannte Sodbrennen.

Das hilft!

Meiden Sie alle Speisen, die die Produktion von Magensäure anregen, z.B.

- Kaffee
- Zitronen
- scharfe Gewürze
- scharf gebratenes Fleisch
- Nikotin
- Süßigkeiten
- Fette

Auch Stress begünstigt das Auftreten von Sodbrennen. Traditionelle Hausmittel wie das Trinken von Milch, das Essen von Nüssen oder ein Löffel Senf bewirken leider kaum etwas. Etwa jede zweite Schwangere klagt über Sodbrennen und mit zunehmender Schwangerschaftsdauer tritt es häufiger und stärker auf. Wenden Sie sich mit diesem Problem an Ihren Frauenarzt; es gibt Medikamente dagegen, die sehr schnell und sicher helfen und völlig unschädlich sind.

Warum habe ich Wadenkrämpfe?

Die Ursache ist nicht genau bekannt. Es wird vermutet, dass ein **Mangel an Mineralstoffen** diese Beschwerden auslöst. Man nimmt außerdem an, dass durch den verzögerten Abfluss des Blutes zu lange sauerstoffarmes Blut in der Muskulatur verbleibt und dieses die Krämpfe verursacht. Eine zusätzliche Einnahme von Vitamin-B-, Magnesium- und Kaliumpräparaten kann hier die Beschwerden lindern helfen.

Warum habe ich so viel Ausfluss?

Durch die bessere Durchblutung des Genitales während der Schwangerschaft kommt es zu einer vermehrten Produktion der in der Scheide produzierten Flüssigkeit. Das ist ganz normal. Ab wann dieses vermehrte Scheidensekret als störend empfunden wird, ist von Frau zu Frau sehr unterschiedlich. Auf keinen Fall dürfen Schmerzen, Juckreiz oder Brennen im Scheideneingang oder in der Scheide auftreten oder aber ein übler Geruch vom Scheidensekret ausgehen, dann ist eine Infektion anzunehmen. Sowohl Pilzinfektionen, als auch Infektionen durch Bakterien oder Viren können zu diesen Beschwerden führen (siehe S. 117). Sie sollten zur Abklärung und Behandlung Ihren Frauenarzt aufsuchen. Von einer Selbstbehandlung ist abzuraten.

Ich glaube, ich verliere ungewollt Urin. Ist das möglich?

Die Harnblase der Frau liegt auf der Gebärmuttervorderseite. Nach der 16. SSW kann die Gebärmutter die Harnblase eindrücken. Dadurch steigt der Blaseninnendruck an und das kann die Festigkeit des Blasenverschlusses übersteigen. Die Folge ist ein nicht zu verhindernder Abgang von Urin. Da Sie aber durchaus auch Fruchtwasser verlieren könnten, und dieser Unterschied optisch nicht festzustellen ist, sollten Sie Ihren Frauenarzt aufsuchen. Mit unterschiedlichen Tests kann man abklären, ob es sich um Urin oder Fruchtwasser handelt.

Warum muss ich so oft Wasser lassen?

Bereits in der Frühschwangerschaft steigt die Durchblutung der Nieren an und damit auch die Produktion der Urinmenge. Es wird etwa 30 % mehr Urin erzeugt. Aber nach der 32. SSW reguliert sich die Urinmenge wieder auf das normale Maß.

Der Scheideneingang und der Po jucken, ist das eine Infektion?

Das kann sein, aber bei jeder fünften schwangeren Frau tritt nach der 12. SSW ein Juckreiz im Bereich der Schamlippen und der Afterregion auf. Ursachen sind die erhöhte Menge des Scheidensekretes oder das Auftreten von Krampfadern im Bereich der Schamlippen und Haemorrhoiden (siehe S. 105).

Im letzten Schwangerschaftsdrittel kann sich der Juckreiz auch auf die gesamte Körperoberfläche ausdehnen. Es sind dabei keinerlei Hautveränderungen zu finden, der Juckreiz quält besonders nachts und ist häufig mit Übelkeit und Erbrechen verbunden. Nach der Entbindung verschwinden die Beschwerden schnell, treten aber in nachfolgenden Schwangerschaften oft wieder erneut auf.

Warum kribbeln morgens meine Hände?

Unsere Nerven sind mit einer isolierenden Schicht umgeben, welche besonders Wasser einlagern kann. Dabei schwellen diese Schichten an und drücken auf die sie durchlaufenden Nerven. So entsteht das Kribbeln in den Händen. Handbewegungen und ein nächtliches Hochlagern der Arme führen zu einer deutlichen Linderung dieser Beschwerden.

Was kann man gegen Hämorrhoidenbeschwerden in der Schwangerschaft tun?

Hämorrhoiden sind in der Schwangerschaft häufig und gehen oft mit Schmerzen oder quälendem Juckreiz einher. Versuchen Sie es mit Kamille-Sitzbädern. Hilft das nicht, kann Ihr Arzt Ihnen auch Salben und Zäpfchen verschreiben.

Wissenswertes rund um die Geburt

Wie lange dauert eine Geburt durchschnittlich?

Vom Geburtsbeginn spricht man, wenn regelmäßige Wehen den Muttermund eröffnen oder die Fruchtblase springt. Erst ab diesem Zeitpunkt wird die durchschnittliche Geburtsdauer gemessen. Bei der ersten Geburt geht man von einer durchschnittlichen Geburtsdauer von 12 Stunden, bei Mehrgebärenden von durchschnittlich 8 Stunden aus. Keine Geburt sollt heute länger als 24 Stunden dauern. Lang dauernde Geburtsverläufe erhöhen die Komplikationsraten für Mutter und Kind. Eine sehr schnelle Geburt wird als überstürzte Geburt bezeichnet. Von einer Sturzgeburt wird aber nur gesprochen, wenn das Kind auf den Boden oder in die Toilette gefallen ist. Sie hat also nichts mit einem schnellen Verlauf der Entbindung zu tun.

Was ist eine sanfte Geburt?

Ziel der sogenannten »sanften Geburt« nach Leboyer ist die Schonung des Kindes unter der Geburt durch eine Minimierung von geburtshilflichen Maßnahmen. Besonders optische und akustische Reize nach der Geburt sollen dabei vermieden werden. Die Anpassung des Kindes an das Leben außerhalb der Mutter ist aber zum Teil auch von solchen Reizen abhängig. Es gilt: so wenig Maßnahmen wie möglich, aber auch so viel wie notwendig – im Interesse Ihres Kindes und Ihrer selbst.

Was ist das Verfahren nach Lamaze?

Das ist eine psychoprophylaktische Methode unter Mitwirkung eines Partners. Hier soll durch Entspannungsübungen und die

Konzentration auf Atemübungen eine Ablenkung vom Geburtsschmerz erreicht werden.

Hat mein Kind die Nabelschnur um den Hals gewickelt?

Eine Nabelschnurschlinge um den kindlichen Hals ist bei einem von drei Neugeborenen festzustellen. Bei jeder 2. Beckenendlage hat das Kind die Nabelschnur um den Hals gewickelt. Bei langen Nabelschnüren werden noch häufiger Nabelschnurumschlingungen festgestellt. Durch eine Farb-Dopplersonografie kann in rund 90 % der Fälle eine Nabelschnurumschlingung festgestellt werden. Durch das rechtzeitige Erkennen einer solchen Nabelschnurumschlingung sind Komplikationen unter der Geburt meist vermeidbar. Bei Verschlechterungen des kindlichen Zustandes kann auf jeden Fall gezielter und schneller eingegriffen werden.

Insgesamt gesehen sind Nabelschnurumschlingungen häufig und führen in der Mehrzahl zu keinen Auffälligkeiten während der Schwangerschaft und der Geburt; dennoch ist eine verstärkte Überwachung der Kinder sinnvoll.

Wird bei der normalen Geburt immer ein Dammschnitt gemacht?

Nein! Aber es gibt einige Indikationen, bei denen ein Dammschnitt notwendig wird:

- Zwingend notwendig ist ein Dammschnitt, wenn der Damm einzureißen droht. Diese Gefahr besteht bei einem großen kindlichen Kopf oder einer falschen Haltung des kindlichen Kopfes.
- Bei operativen Entbindungen durch die Scheide ist zur Geburtsbeschleunigung fast immer ein Dammschnitt notwendig.
- Weiterhin wird vermutet, dass durch den Dammschnitt einer mütterlichen Beckenbodenschwäche vorgebeugt wird.

Die Notwendigkeit eines Dammschnittes ist in jedem Einzelfall abzuklären. Im Gegensatz zu einem Dammriss verheilt die Naht bei einem Dammschnitt durch ihre glatten Schnittflächen wesentlich besser. Nach regelgerechter Durchführung, Versorgung und Heilung eines Dammschnittes ist kein Risiko für spätere Schwangerschaften und Geburten zu erwarten.

Einige Fachbegriffe und Untersuchungsmethoden

Was ist ein »enges Becken«?

Darunter versteht man ein Missverhältnis zwischen dem kindlichen Kopf und dem mütterlichen Becken. Dabei ist zu unterscheiden, ob das mütterliche Becken angeborenerweise zu eng für den Durchtritt des kindlichen Kopfes ist oder ob durch eine kindliche Fehlhaltung ein Eintreten des Kopfes ins mütterliche Becken nicht möglich ist.

Was versteht man unter Leihimmunität?

Bereits im Mutterleib kann das Abwehrsystem des Kindes zwischen eigenem und fremdem Gewebe unterscheiden und Antikörper bilden. Bei normal verlaufender Schwangerschaft wird auf Grund des Wachstums in einer keimfreien Umgebung diese Fähigkeit nicht aktiviert. Ab der 22. SSW kann man aber einen Anstieg von Antikörpern bei dem ungeborenen Kind beobachten. Diese Antikörper werden nahezu ausschließlich von der Mutter, durch den Mutterkuchen hindurch, auf das Kind übertragen und schützen das Neugeborene bis zum ca. 3. Lebensmonat vor Infektionen. Diesen von der Mutter übertragenen Immunschutz nennt man Leihimmunität.

Was ist eine Tokolyse?

Unter Tokolyse versteht man die Hemmung einer vorzeitigen Wehentätigkeit durch Medikamente.

Was ist eine Risikoschwangerschaft?

Von einer Risikoschwangerschaft spricht man, wenn ein oder mehrere Risikofaktoren in der bestehenden Schwangerschaft festgestellt werden. Die Feststellung von Risikofaktoren ist nicht gleichzusetzen mit einer Gefahr für die Schwangere oder das ungeborene Kind. Aber als Risikoschwangere werden Sie besonders intensiv betreut, um eine Gefährdung für Sie und Ihr ungeborenes Kind möglichst früh zu erkennen oder sogar zu verhindern.

Schwanger im Alltag

Darf ich Vollbäder nehmen?

Ja, aber nicht zu heiß. Sehr warmes Wasser erweitert die Gefäße und ein Kreislaufkollaps könnte die Folge sein. Wehen lassen sich durch ein Vollbad nicht auslösen, bereits in Gang gekommene Wehen aber fördern.

Darf ich Geschlechtsverkehr haben?

Bei normal verlaufender Schwangerschaft ist nichts gegen Geschlechtsverkehr einzuwenden. Aber man sollte wissen, dass der Orgasmus zu Gebärmutterkontraktionen führen kann und das Sperma Wehen auslösende Substanzen enthält. Verzichten Sie auf Geschlechtsverkehr bei

- Blutungen in der Schwangerschaft,
- vorzeitiger Wehentätigkeit,
- vorliegendem Mutterkuchen,

- wiederholt aufgetretenen Fehlgeburten und
- bei vorzeitiger Muttermundseröffnung.

In der zweiten Schwangerschaftshälfte sollte das Glied nicht mehr zu tief eindringen, um mechanische Reizungen der Gebärmutter zu vermeiden. Die Seitenlage wird im letzten Schwangerschaftsdrittel oft als angenehmste Stellung empfunden.

Darf man in der Schwangerschaft Süßstoff benutzen?

Süßstoffe in Getränken und Nahrungsmitteln könnten zu einer Erhöhung des Blutphenylalaninspiegels bei der Mutter führen und damit eine gewisse Gefahr für das Kind darstellen. Diese Gefahr ist aber unbedeutend, da die dazu aufzunehmende Menge an Süßstoff sehr groß sein muss. Selbst bei ca. 40 Liter mit Süßstoff gesüßter Flüssigkeit wird ein für das Kind bedenklicher Wert nicht erreicht.

Kann Folsäure durch besondere Nahrungsmittel zusätzlich aufgenommen werden?

Selbst bei der gesündesten Ernährung kann der jetzt erhöhte Bedarf an Folsäure kaum gedeckt werden. Durch die Herstellung, Lagerung und Zubereitung unserer gebräuchlichen Nahrungsmittel wird Folsäure sehr leicht zerstört. Das ungeborene Kind benötigt durch sein Zellwachstum sehr viel Folsäure. Daher ist es heute üblich, ein Folsäurepräparat zur täglichen Einnahme zu verordnen.

Sind Omega-3-Fettsäuren in der Schwangerschaft wichtig?

Ja, diese mehrfach ungesättigten Fettsäuren werden zum Aufbau des kindlichen Gehirns und der Nerven benötigt. Sie sind besonders in pflanzlichen Ölen enthalten.

Darf ich Milch, die direkt vom Bauerhof kommt, trinken?

Nein, diese Milch ist nicht pasteurisiert, deshalb besteht ein Infektionsrisiko durch die in dieser Milch enthaltenen Bakterien.

Ich muss zum Zahnarzt, was nun?

Gehen Sie beruhigt zum Zahnarzt und sagen dort bitte auch, dass Sie schwanger sind. Ihr Zahnarzt weiß dann ganz genau, welche Behandlungen, Medikamente und Betäubungsmittel einzusetzen sind. Vor einer geplanten Schwangerschaft sollten Sie eine komplette Sanierung Ihrer Zähne durchführen lassen und nach der Schwangerschaftsfeststellung eine Kontrolluntersuchung wahrnehmen. Früher galt einmal der Satz: »Jede Schwangerschaft kostet einen Zahn!« Das muss heute nicht mehr gelten.

Muss ich meine Amalgamfüllungen ersetzen lassen?

Nein, dazu gibt es keinen Grund. Amalgam ist ein Metallgemisch, das rund 50 % Quecksilber enthält, aber es werden nur sehr kleine Mengen davon freigegeben. Diese lassen sich zwar im Blut von Mutter und Kind nachweisen, erreichen aber nicht die Konzentration, die Fehlbildungen und Nervenschäden beim ungeborenen Kind verursachen würde. Auch bei einem beruflichen Kontakt mit Amalgam sind keinerlei Schwangerschaftsprobleme bislang bekannt geworden.

Was Sie noch wissen wollen

Bin ich zu alt für die Schwangerschaft?

Diese Frage wird sehr unterschiedlich beantwortet. Als Altersgrenze wird im Mutterpass ein Alter der Schwangeren von über 35 Jahren angenommen, dann zählt man zu den Spätgebärenden. Diesen Schwangeren wird pauschal ein höheres Risiko im

Schwangerschaftsverlauf, bei der Geburt und im Wochenbett zugesprochen. Natürlich treten altersbedingt Stoffwechselerkrankungen und Herz-Kreislauferkrankungen mit der Folge von Gefäßveränderungen häufiger auf. Bei älteren Schwangeren treten öfter Bluthochdruckerkrankungen, Schwangerschaftszucker und die Geburt von untergewichtigen Kindern auf. Das erhöhte Risiko von möglichen genetischen Erkrankungen bei Kindern von Spätgebärenden sollte durch eine Fruchtwasseruntersuchung oder andere geeignete Untersuchungsmethoden abgeklärt werden. Spezielle Probleme von Spätgebärenden bestehen ansonsten nicht.

Bin ich für die Schwangerschaft zu jung?

Schwangerschaften bei Jugendlichen unter 18 Jahren zählen zu den Risikoschwangerschaften. Die Häufung von Frühgeburten, untergewichtigen Kindern, Bluthochdruckerkrankungen und Infektionen führen zu dieser Einstufung. Bedauerlicherweise nutzen jugendliche Schwangere die Möglichkeiten der Mutterschaftsvorsorge und medizinischen Betreuung viel zu wenig.

Meine Schwangerschaft ist nach einer Kinderwunschbehandlung entstanden, ist das ein Risiko?

Nach einer Kinderwunschbehandlung ist die Anzahl möglicher Komplikationen erhöht. Fehlgeburten, Frühgeburten, Kinder mit Untergewicht, sowie Bluthochdruckerkrankungen der Schwangeren und starke Blutungen unter der Geburt treten häufiger auf. Durch eine intensive Betreuung, wie sie bei Risikoschwangerschaften praktiziert wird, ist Ihr behandelnder Frauenarzt bemüht, eventuelle Komplikationen frühzeitig zu erkennen und zu behandeln.

Haben Naturereignisse – Vollmond oder Ebbe und Flut – Einfluss auf die Schwangerschaft oder die Geburt?
Entgegen der weit verbreiteten Meinung konnte kein Einfluss von Mondphasen oder auch von Ebbe und Flut auf den Schwangerschaftsverlauf nachgewiesen werden. Auch ein möglicher Zusammenhang mit Geburtskomplikationen, dem Einsetzen von Wehen oder einer plötzlich gehäuft auftretenden Anzahl von Entbindungen konnte ebenfalls nicht festgestellt werden. Der in Gebirgen vorkommende Föhn kann jedoch zur Auslösung von Wehen beitragen.

Anhang

Wichtige Adressen

Mutterschaftsgeldstelle
Bundesversicherungsamt
– Mutterschaftsgeldstelle –
Friedrich-Ebert-Allee 38
53113 Bonn
Tel. 0228/619-1888

Bund deutscher Hebammen
Gartenstraße 26
76133 Karlsruhe
Tel. 0721/981890
Fax. 0721/9818920
www.bdh.de

Bundesministerium für Familie, Senioren, Frauen und Jugend
11018 Berlin
Tel. 01 80/1907050
www.bmfsfj.de
Servicetelefon 01801/907050 (nur Festnetzanrufe)

Bundesstiftung »Mutter und Kind, Schutz des ungeborenen Lebens«
Rochusstraße 8–10
53123 Bonn
Tel. 0228/9302742
Fax. 0228/9304857
www.bmfsfj.de/politikbereiche/familie

Cara – Beratungsstelle zur vorgeburtlichen Diagnostik
Große Johannisstraße 110
28199 Bremen
Tel. 0421/591154
Fax. 0421/5978495
www.cara-beratungsstelle.de

Gesellschaft für Geburtsvorbereitung, Familienbildung und Frauengesundheit Bundesverband e. V.
Ebertstraße 68
10827 Berlin
Tel. 030/45026920
Fax. 030/45026921
www.gfg-bv.de

Verband für alleinerziehende Mütter und Väter e. V.
Hasenheide 70
10967 Berlin
Tel. 030/695978-6
Fax. 030/695978-77
www.vamv.de

Weitere interessante Links

Informationsnetzwerk Geburtskanal (www.geburtskanal.de)

Informationen rund um Kinderwunsch, Schwangerschaft und Geburt (www.9monate.de)

Das Online-Familienhandbuch (www.familienhandbuch.de)

Bundeszentrale für gesundheitliche Aufklärung (www.bzga.de)

Büchertipps

Bühling, Kai: Der Schwangerschaftsratgeber. Akademos, Ausgabe 2, 2006. ISBN 978-3-9344-10572

Holst, Susanne, Klonk, Sabine: Hoppla – Zwillinge! TRIAS Verlag, Stuttgart 2007. ISBN 978-3-8304-3346-0

Huch, Renate: Glücklich schwanger von A–Z. TRIAS Verlag, Stuttgart 2005. ISBN 978-3-8304-3246

Stichwortverzeichnis

Bibliografische Information
der Deutschen Nationalbibliothek
Die Deutsche Nationalbibliothek verzeichnet diese Publikation in der Deutschen Nationalbibliografie; detaillierte bibliografische Daten sind im Internet über
http://dnb.d-nb.de abrufbar.

Liebe Leserin, lieber Leser,
hat Ihnen dieses Buch weitergeholfen? Für Anregungen, Kritik, aber auch für Lob sind wir offen. So können wir in Zukunft noch besser auf Ihre Wünsche eingehen. Schreiben Sie uns, denn Ihre Meinung zählt!

Ihr TRIAS Verlag
E-Mail Leserservice:
heike.schmid@medizinverlage.de

Adresse: Lektorat TRIAS Verlag
Postfach 300504, 70445 Stuttgart

Programmplanung: Sibylle Duelli

Redaktion: Sabine Klonk

Umschlaggestaltung und Layout:
CYCLUS Visuelle Kommunikation

Bildnachweis:
Umschlagfoto: F1 online
Fotos im Innenteil:
F1 online: S. 3; it stock free/jupiter images: S. 4 oben, 5 oben und Mitte, 6, 7, 9, 45, 57, 101, 148, 168, 179; Thomas Möller, Stuttgart: S. 5 unten, 73; Shotshop: S. 4 Mitte und unten, 18, 37

Bei den Fotos im Buch handelt es sich um gestellte Aufnahmen.

Wichtiger Hinweis: Wie jede Wissenschaft ist die Medizin ständigen Entwicklungen unterworfen. Forschung und klinische Erfahrung erweitern unsere Erkenntnisse, insbesondere was Behandlung und medikamentöse Therapie anbelangt. Soweit in diesem Werk eine Dosierung oder eine Applikation erwähnt wird, darf der Leser zwar darauf vertrauen, dass Autoren, Herausgeber und Verlag große Sorgfalt darauf verwandt haben, dass diese Angabe dem Wissensstand bei Fertigstellung des Werkes entspricht.
Die Ratschläge und Empfehlungen dieses Buches wurden vom Autor und Verlag nach bestem Wissen und Gewissen erarbeitet und sorgfältig geprüft. Dennoch kann eine Garantie nicht übernommen werden. Eine Haftung des Autors, des Verlages oder seiner Beauftragten für Personen-, Sach- oder Vermögensschäden ist ausgeschlossen.

Printed in Germany

Satz: Fotosatz Buck, Kumhausen
gesetzt in: InDesign CS3
Druck: Offizin Andersen Nexö Leipzig,
04442 Zwenkau

Gedruckt auf chlorfrei gebleichtem Papier

ISBN 978-3-8304-3420-7 1 2 3 4 5 6